Liu Zi Jue - Qigong

Mit chinesischer Heilgymnastik zu Gesundheit und Wohlbefinden

von

Diplom-Sozialökonom
Stefan Wahle
Lehrer für Qigong, TQN + DDQT
6. DAN Ju-Jutsu
lizenzierter Fitnesstrainer

akkreditiert bei: www.trainerregister.de

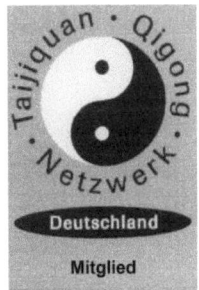

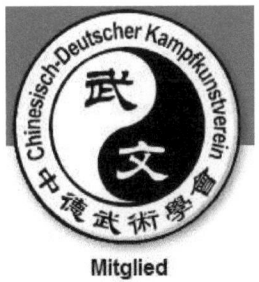

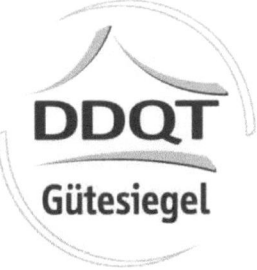

Impressum

©2016 copyright by Stefan Wahle, Hamburg

1. Auflage 2016

Autor: Stefan Wahle

E-Mail: info@sw-sportbuch.de

Internet: www.sw-sportbuch.de

Fan-Page von Stefan Wahle bei Facebook.com:
http://www.facebook.com/Stefan.Wahle.Autor

Verlag und Herstellung:
BoD - Books on Demand, Norderstedt

ISBN: 978-3-7347-9715-6

Offizielles Lehrbuch

der

Sawah® Qigong und Taijiquan Gesellschaft

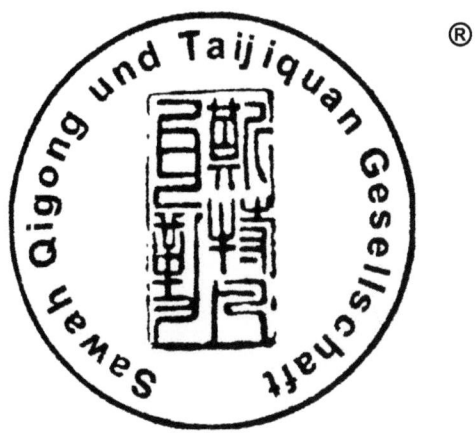

®

www.sawah-qigong.de

www.facebook.com/SawahQigong

Sport Awards 2011 der Martial Arts Association

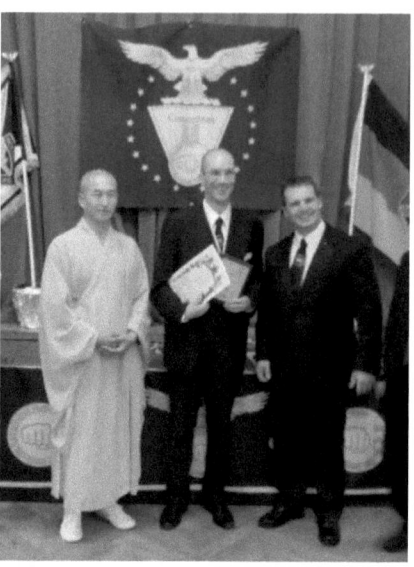

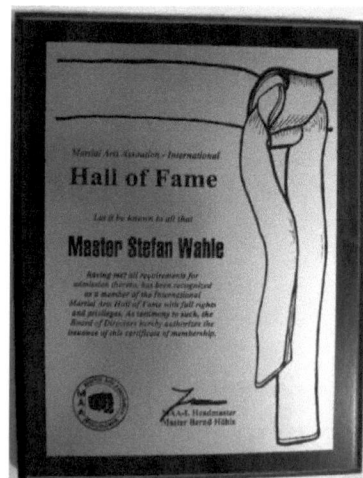
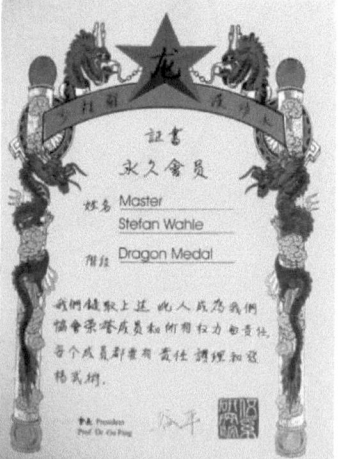

Aufnahme in die Hall of Fame und
Verleihung der Dragon Medal

Inhaltsverzeichnis

1.   Einführung in Qigong

2.   Grundhaltungen
2.1. Handhaltungen
2.2. Beinstellungen

3.   Die Übungen „Liu Zi Jue"
3.1. Einleitende Übung
3.2. 1. Übung „Xu"
3.3. 2. Übung „He"
3.4. 3. Übung „Hu"
3.5. 4. Übung „Si"
3.6. 5. Übung „Chui"
3.7. 6. Übung „Xi"
3.8. Abschlussübung und Abschlussposition

4.   Buchempfehlungen

5.   Über den Autor

6.   Vorstellung der Gesellschaft

7.   Kurzüberblick über die Übungen

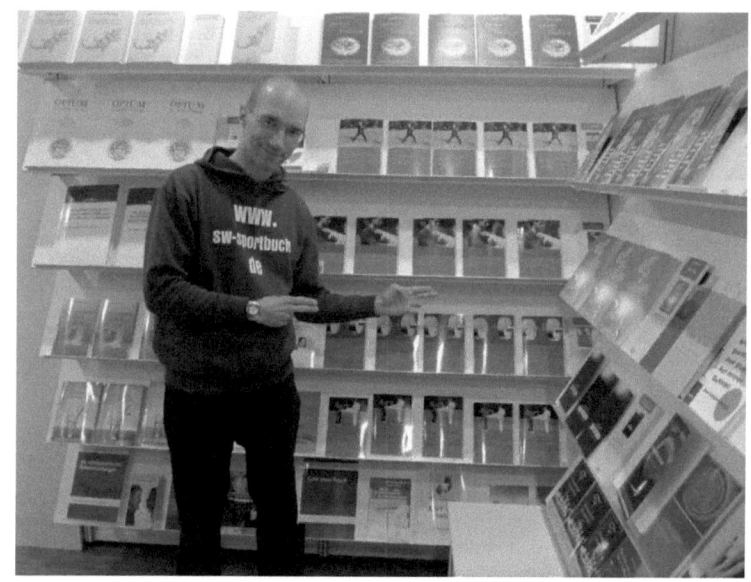

Der Buchautor Stefan Wahle bei der Präsentation
seiner Publikationen auf der Frankfurter Buchmesse.

1.   <u>Einführung in Qigong</u>

Qi Gong (ausgesprochen: Tschi Gung) beinhaltet Übungen, die den Energiefluss im Körper begünstigen und Blockaden lösen, um die Gesundheit zu erhalten, zu fördern oder wiederzuerlangen. Sie sind daher für kranke sowie für gesunde Menschen gleichermaßen geeignet und sinnvoll. Die positiven Wirkungen werden durch die Vereinigung von körperlicher und geistiger Bewegung zusammen mit Atemübungen erreicht. Das Ziel ist, dass der Trainierende mit sich in Zufriedenheit und Harmonie lebt. Dieser ausgewogene Zustand ist untrennbar mit der frei fließenden Energie, dem Qi, verbunden.

Qi bedeutet Lebensenergie, die ständig wieder aufgeladen werden muss.

Es gibt eine Vielzahl von Qigong-Übungen mit unterschiedlichen Ausprägungen. Dabei gibt es zwei Hauptkategorien. Auf der einen Seite die Übungen-in-Bewegung (Donggong) und auf der anderen Seite die Übungen-in-Ruhe (Jinggong).

Bewegtes Qigong ist für Anfänger leichter zu erlernen, da keine besondere Geisteskraft erforderlich ist. Es müssen lediglich eine Abfolge von gewissen Bewegungen zusammen mit der Atemtechnik erlernt werden. Jinggong, also Übungen in Ruhe, wird als schwerer erlernbar eingeschätzt aber gleichfalls auch als höherwertiger angesehen. Das Qi wird direkt durch die Vorstellungskraft geleitet. Hierbei wird eine Energiedurchdringung des Körpers erreicht, zu der keine sportliche Übung fähig ist. Hier zeigt sich der wahre Meister.

Qigong ist bei weitem keine rein chinesische Erfindung, da bei dessen Entstehung auch äußere Einflüsse aus dem indischen Yoga und dem tibetischen Buddhismus eine Rolle spielten.

Sie werden in verschiedenen Büchern und bei verschiedenen Meistern und Lehrenden Abweichungen von der hier vorgestellten Form finden. Die Grundprinzipien und Wirkungsweisen sind zwar immer gleich, jedoch finden sich Abweichungen in der Reihenfolge der Übungen sowie in Ausführungsdetails bis hin zu unterschiedlichen Hand- und Fausthaltungen. Es gibt nicht die eine richtige Urform, die es schon immer gab oder geben wird. Vielmehr durchlaufen die Übungen einen ständigen Wandel im Laufe der Zeit. Jeder Praktizierende muss seinen eigenen Weg finden und gehen. Insbesondere sollte jeder auf seine persönlichen Eigenheiten und Gegebenheiten Rücksicht nehmen. Dies gilt insbesondere für Ältere, Kranke oder körperlich Behinderte. Standtiefe, Dehnung und Bewegungs-spannbreite (range of motion) sollten entsprechend ange-passt werden.

Die hier vorgestellte Variante der 6 heilenden Laute ist an die offiziell vom chinesischen Sportministerium autorisierte Form angelehnt.

In dem Buch „Über die Pflege der Gesundheit des Geistes und die Verlängerung des Lebens" von Tao Hongjing aus der Zeit der Südlichen- und Nördlichen-Dynastien (420-589) wurden die Übungen des „Liu Zi Jue" erstmals erwähnt. Dabei wurden die sechs Methoden des Ausatmens sowie deren Wirkungen auf den menschlichen Organismus und den Qi-Fluss erläutert.

Ursprünglich handelte es sich ausschließlich um Atemübungen verbunden mit Tonbildung. Erst in der Ming-Dynastie (1368-1644) kamen begleitende Körperbewegungen hinzu. Diese wurden in den Büchern „Tipps für die Gesundheitspflege" von Hu Wenhuan und „Acht Bände über die Gesundheitspflege" von Gao Lian erwähnt. Angestrebt wurden die Bekämpfung von Krankheiten und die Verlängerung der Lebensdauer.

Auch in anderen Qigongformen kommen „begleitende" Töne vor. So z.B. im Wu Qin Xi (Spiel der 5 Tiere) sowie im Yi Jin Jing (das muskel- und sehnenstärkende Qigong). Der wesentliche Unterschied ist jedoch, dass dort die Töne die körperlichen Bewegungen begleiten und somit nur unterstützen sollen, während es bei Liu Zi Jue genau anders herum ist. Hier stehen die Atmung und die Bildung der Laute im Vordergrund. Die Bewegungen wirken nur unterstützend auf diese.

Mein Meister hat einmal zu mir gesagt: „Die korrekte Bildung der Laute ist im Liu Zi Jue von großer Wichtigkeit...". Nach einer kurzen Pause sprach er jedoch weiter: „...aber niemand kennt die genaue Aussprache. In China gibt es viele Provinzen mit den unterschiedlichsten

Dialekten und somit viele Variationen in der Aussprache!".

Ich versuche die Laute mit deutschen Wortbeispielen so gut wie möglich zu erklären. Es bestehen aber abweichende Ansichten über die Aussprache. Ebenso gibt es auch Lehrer und Meinungen in der Literatur, die lediglich auf die Formung des Mundes ohne tatsächliche Bildung der Laute setzen. Dem schließe ich mich jedoch nicht an, da durch die tatsächliche Tonbildung Vibrationen im Körper entstehen, die spürbare Auswirkungen auf den Körper haben. Machen Sie den Selbstversuch und spüren Sie den Unterschied.

Die Bildung von Lauten zur Ableitung gestauter Energie im Körper kennen wir auch aus anderen Bereichen. Bei körperlichen Belastungen durch z.b. Sport, das Tragen schwerer Lasten oder durch Schmerzen erhalten wir durch begleitende Tonbildungen in Form von Stöhnen, Ächzen, Schreien oder dergleichen Erleichterung und Ausgleich. U.a. in der Kampfsportart Karate wird zur Bündelung der Energie bei Schlagtechniken (Atemi) der Schrei (Kiai) verwendet.

Obwohl es sich bei Liu Zi Jue um lediglich 6 Übungen zuzüglich einleitender und abschließender Übungen handelt, ist die Ausführung zu Anfang ungewohnt und der Fluss der Bewegungen ist nicht leicht zu erreichen. Nehmen Sie sich kleine Teilziele vor. Üben Sie jeden Tag eine der Übungen ein, mit der Sie sich dann ausführlich beschäftigen. Fangen Sie am ersten Tag mit Übung Nr. 1 an. Am zweiten Tag üben sie ausführlich Übung Nr. 2 und am Schluss wiederholen Sie Übung Nr. 1 und Nr. 2

hintereinander. Fahren Sie so lange damit fort, bis Sie alle Übungen kennengelernt haben. Dann sollten Sie die Form täglich mindestens einmal praktizieren, je nach persönlicher Präferenz morgens oder abends. Sie werden sehen, wie schnell sich positive Auswirkungen auf Ihre Gesundheit und Ihr Wohlbefinden einstellen werden. Sie sollten auf alle Fälle darauf achten, mindestens 2 Stunden vor den Übungen keine Nahrung mehr zu sich zu nehmen, da ein voller Bauch die Atmung und Bewegung behindert und das Qi keinen Platz in ihm hat. Außerdem verbraucht die Verdauung wichtiges Qi, so dass weniger für Qigong zur Verfügung steht. Nach den Übungen sollten Sie noch eine halbe Stunde verstreichen lassen, bis Sie wieder Nahrung zu sich nehmen, da die Übungen noch nachwirken.

Die Übungen haben positive Auswirkungen auf die Atmungsorgane und Gliedmaßen. Gelenke werden beweglicher, die Nerven gestärkt sowie das Gleichgewichtsempfinden verbessert. Das Immunsystem und das Herz-Kreislaufsystem werden ebenso positiv beeinflusst; die Energie und die Funktionen der inneren Organe werden ins Gleichgewicht gebracht.

Für die Übungen ist ein Körperpunkt sehr wichtig, auf den später noch Bezug genommen wird. Dabei handelt es sich um das untere Dantian (ausgesprochen: Dantien; das Elixierfeld des langen Lebens und der Weisheit). Es ist ein Energiezentrum, das etwa 5 cm unterhalb des Bauchnabels im Bauch liegt. Wenn Sie die Hände aufeinander mit den Oberkanten zwei Finger breit unterhalb des Bauchnabels platzieren, liegen die Hände genau darauf. Wenn allgemein vom Dantian gesprochen wird, ist meist das untere Dantian gemeint, obwohl es auch noch das obere und mittlere Dantian gibt, was hier der Vollständigkeit halber erwähnt werden soll. Dieses Energiereservoir speichert Qi und pumpt es durch den Körper.

Der Ablauf der Übung sollte **sehr langsam** aber fließend erfolgen. Auf den Ablauf der Atmung, insbesondere wann ein- und wann ausgeatmet werden soll, wird bei der Vorstellung der jeweiligen Einzelübung hingewiesen. Grundsätzlich praktizieren wir die sogenannte Bauchatmung, bei der durch die Nase tief in die Brust und dann in den Bauch eingeatmet wird. Der Bauch wölbt sich dabei wie eine Kugel nach außen. So nutzen wir das volle Lungenvolumen aus, belüften unsere Lunge optimal und führen unserem Körper den größtmöglichen Sauerstoff zu. Die Ausatmung erfolgt mit der jeweiligen Lautbildung unterstützt durch die Bewegung.

Ich habe diese Einführung so kurz wie möglich gehalten und verzichte mit Absicht auf endlose theoretische Ausführungen zum Qigong und der traditionellen chinesischen Medizin. Das haben viele andere Bücher in ganzer Bandbreite schon getan und ich wollte nicht noch ein Buch veröffentlichen, das die ersten 150 Seiten das gleiche Thema zum x-ten Male auswalzt. Hier geht es in erster Linie um die Vorstellung und das Erlernen der Form.

Ich habe versucht, möglichst jeden kleinen Zwischenschritt im Bild festzuhalten und zu beschreiben, so dass allein mit diesem Buch ein Kennenlernen und eine Rohpraktizierung der Form möglich sein sollten. Der letzte Feinschliff kann dann durch die Unterrichtung eines erfahrenen Meisters eines anerkannten Verbandes erfolgen. Dieses Buch sollte also als Vorbereitung oder Begleiter zu einem Kurs gesehen werden, was ja letztendlich für jedes Lehrbuch gilt.

Ich wünsche viel Spaß und Erfolg beim Üben!

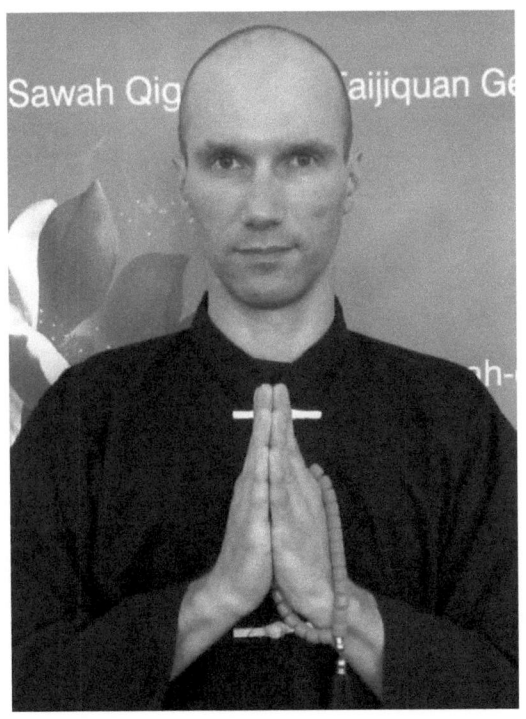

2. Grundhaltungen
2.1. Handhaltungen

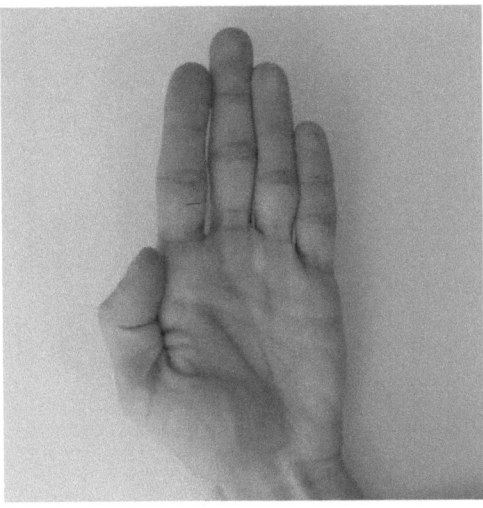

1

Das Weidenblatt

Bei der Handhaltung „Weidenblatt" sind die vier Finger gestreckt und liegen eng zusammen. Der Daumen ist angelegt.

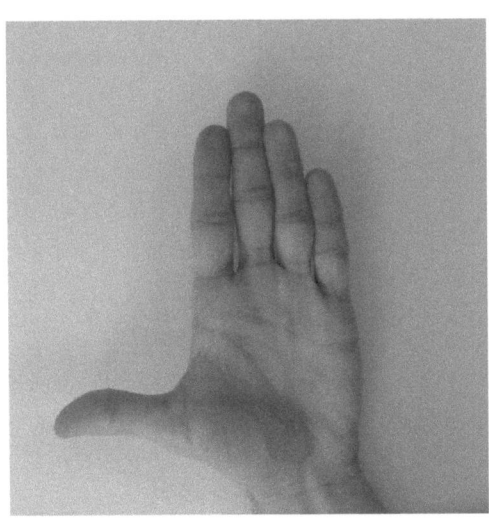

2

Das Tigermaul

Beim Tigermaul sind die vier Finger gestreckt und liegen eng zusammen. Der Daumen ist im 90°-Winkel von der Hand abgespreizt. Durch diese Abspreizung wird der Name „Tigermaul" begründet.

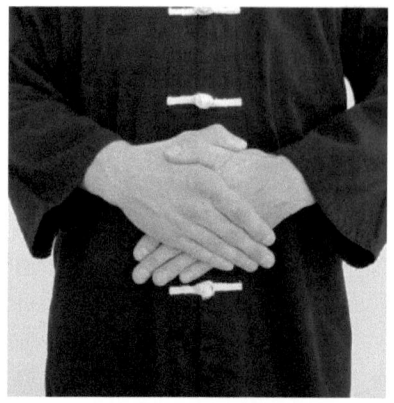

3

Die gekreuzten Hände

Die beiden „Tigermäuler" werden zusammengeführt, die Daumen ineinander verschränkt und die Hände, linke unten und rechte oben, zusammen auf den Bauchnabel gelegt.

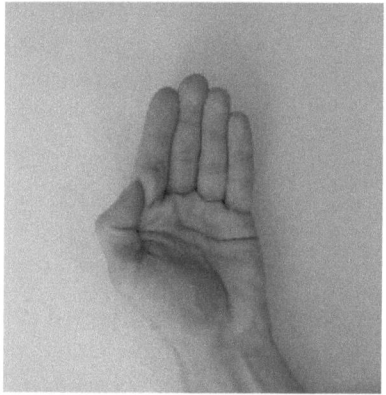

4

Die Schöpfkelle

Die Finger liegen eng zusammen und der Daumen ist angelegt. Die Hand ist wie eine „Schöpfkelle" geformt/ ge-wölbt.

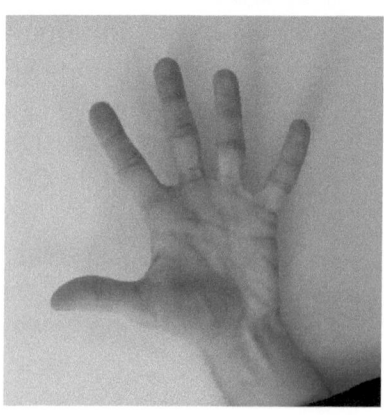

5

Das Lotusblatt

Beim „Lotusblatt" sind alle Finger gestreckt und möglichst weit vonein-ander abgespreizt.

16

2.2. Beinstellungen

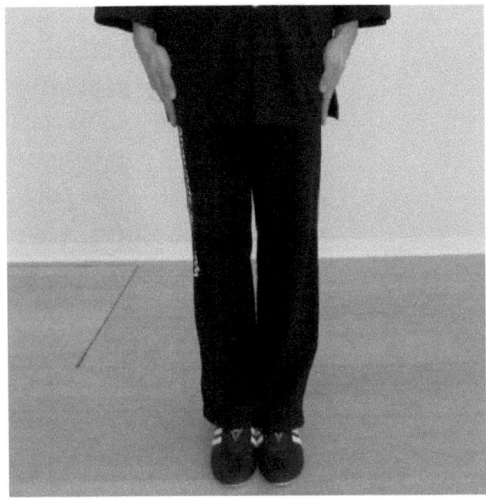

6

Ausgangsstellung

Bei dieser Stellung stehen beide Füße zusammen und zeigen nach vorne. Die Arme hängen rechts und links am Körper anliegend herab. Das Körpergewicht ist gleichmäßig auf beide Beine verteilt. Der Blick ist nach vorne gerichtet.

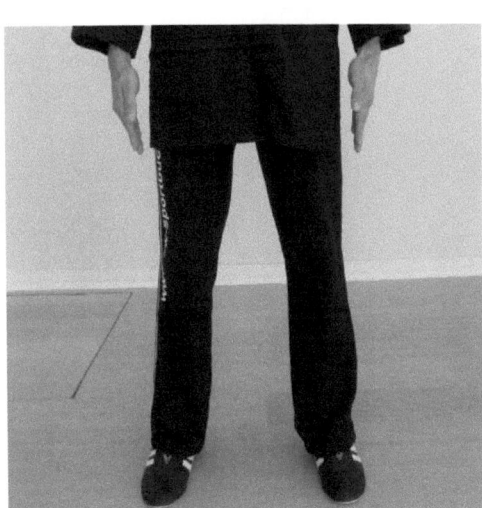

7

Neutralstellung

In dieser Stellung stehen die Füße etwa schulterbreit auseinander und zeigen nach vorne. Das Körpergewicht ist gleichmäßig auf beide Beine verteilt. Die Knie sind locker und nur minimal gebeugt

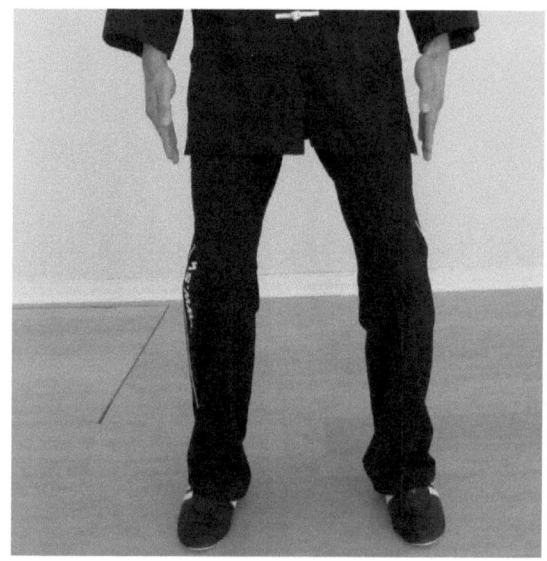

8

Abgesenkte Neutralstellung

Wir befinden uns in der Neutralstellung, beugen die Knie und senken dabei das Gesäß, als wenn wir uns hinsetzen wollten.

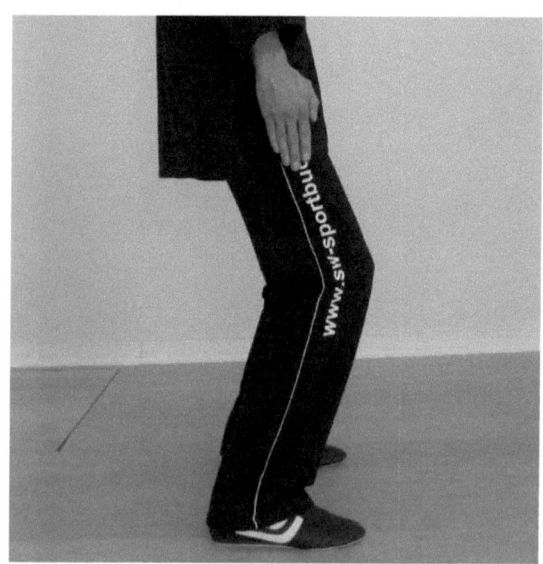

9
seitliche Ansicht von Bild 8

Der Oberkörper bleibt dabei gerade und senkrecht.

3. Die Übungen „Liu Zi Jue"
3.1. Einleitende Übung

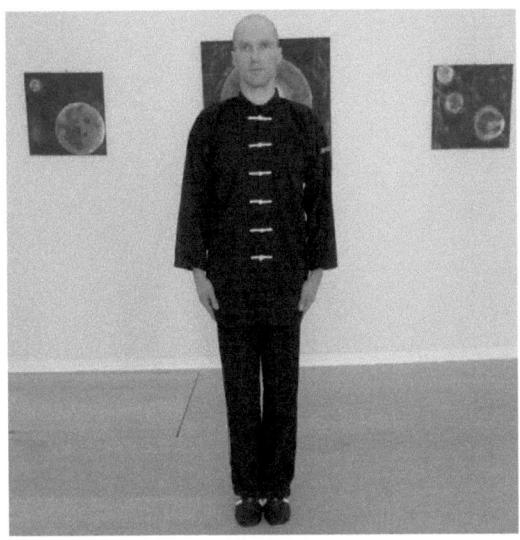

10

Wir beginnen die einleitende Übung der Form in der Ausgangs-stellung.

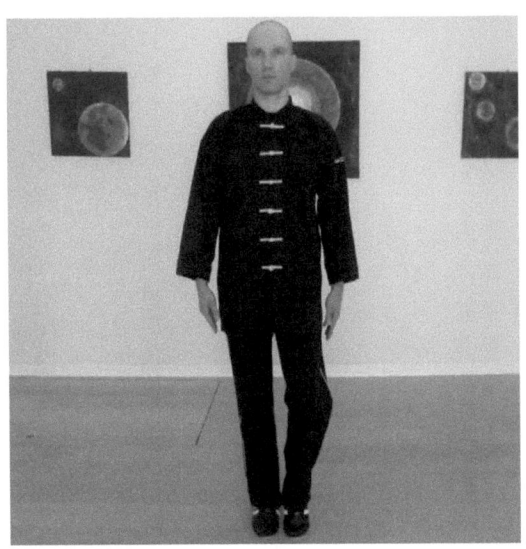

11

Wir verlagern das Körpergewicht auf das rechte Bein und rollen den linken Fuß beginnend von der Ferse unter Beugung des Knies auf den Ballen hoch.

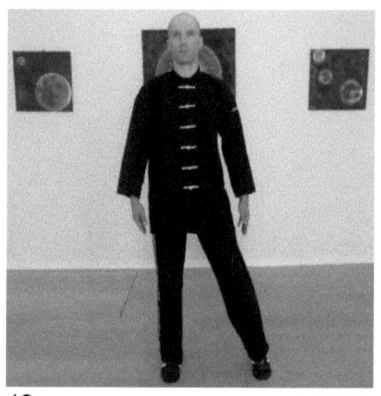

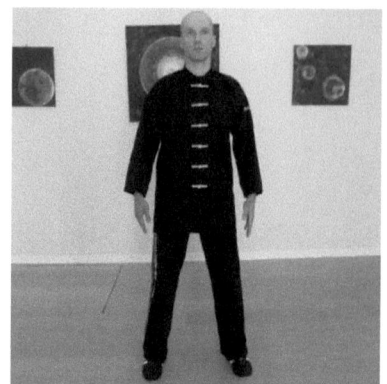

12

13

Wir heben den linken Fuß an und setzen ihn nach links schulterbreit in die Neutralstellung. Dabei rollen wir den Fuß vom Ballen beginnend ab. (Bilder 12 - 13)

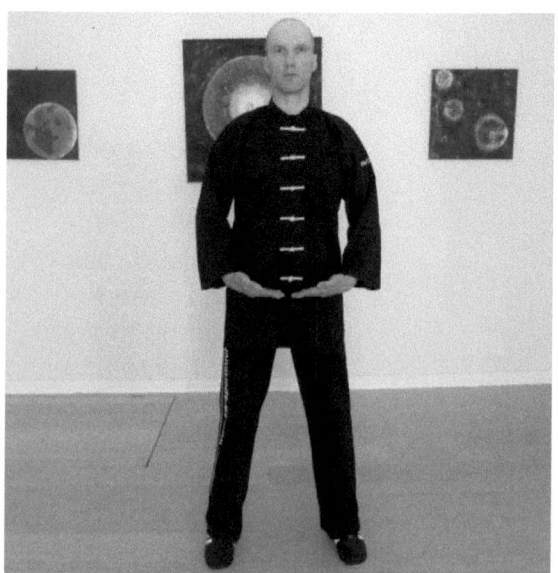

14

Die Handge-lenke werden angewinkelt und mit nach oben zeigen-den Hand-innenflächen vor den Unter-leib gebracht. Dabei sind die Fingerspitzen aufeinander gerichtet.

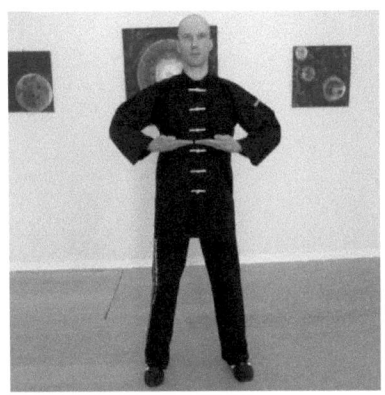 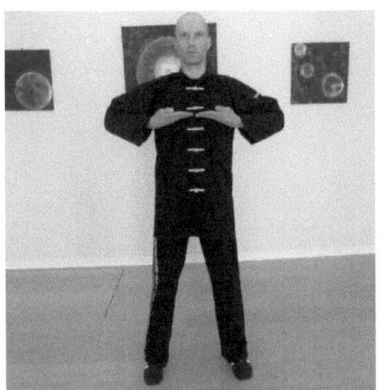

15   16

Ohne die Stellung der Hände zu verändern, heben wir
diese durch Anwinkelung der Ellenbogengelenke vor dem
Körper bis in Brusthöhe an und **atmen** dabei durch die
Nase **ein**. (Bilder 15 - 16)

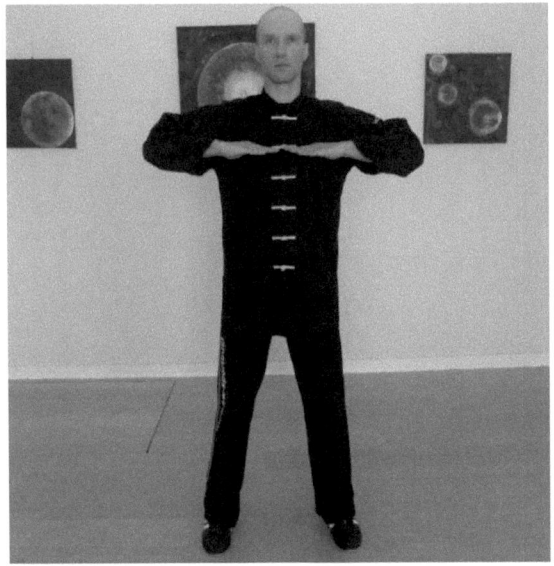

17

Wir kippen die
Hände in
Richtung Körper
und drehen die
Unterarme in
den Ellenbogen-
gelenke soweit,
bis die
Handinnen-
flächen zu
Boden gerichtet
sind.

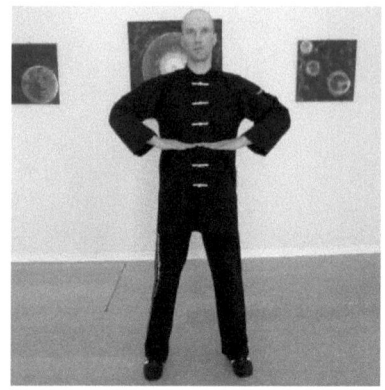
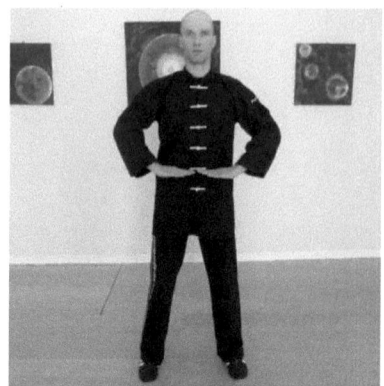

18   19

Die Hände werden durch Streckung der Ellenbogengelenke vor dem Körper bis auf Bauchnabelhöhe
abgesenkt. Wir **atmen** dabei **aus**. (Bilder 18 - 19)

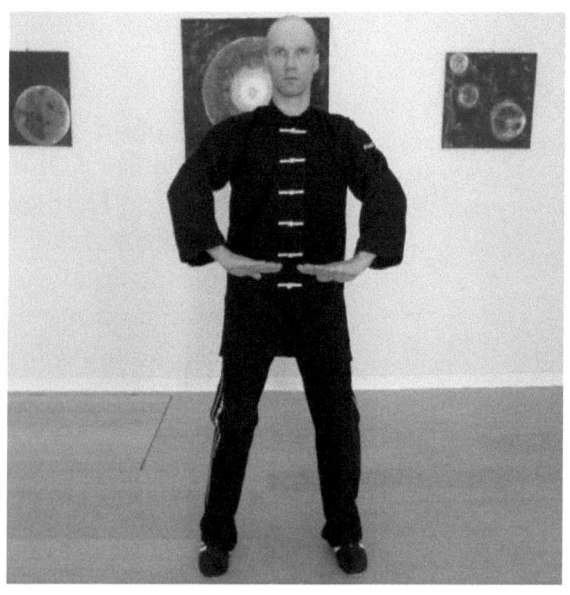

20

Dann drücken
wir die Hand-
innenflächen in
Bauchnabel-
höhe nach
vorne vom
Körper weg
und senken
das Gesäß
durch
Beugung der
Kniegelenke
ab, als wenn
wir uns
hinsetzen
wollten.

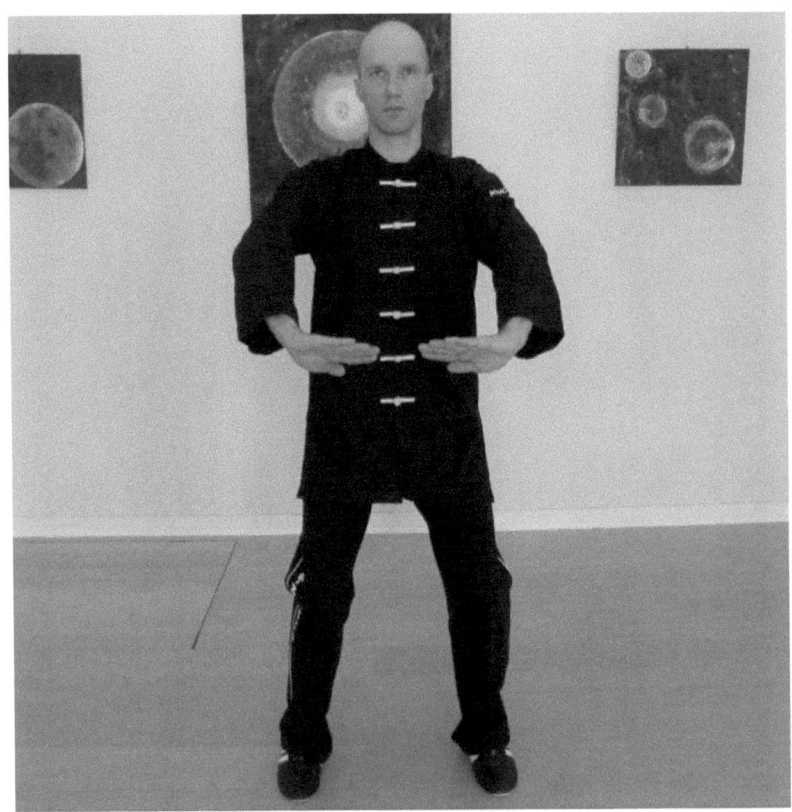

21

Die Arme bilden mit leicht gebeugten Ellenbogengelenken einen Kreis. Die Handinnenflächen zeigen
schräg nach vorne-unten und befinden sich etwa in
Bauchnabelhöhe. Die Fingerspitzen sind aufeinander
gerichtet. Wir stehen in der „abgesenkten
Neutralstellung" (gemäß Seite 18). Hier **endet** die
Ausatmung.

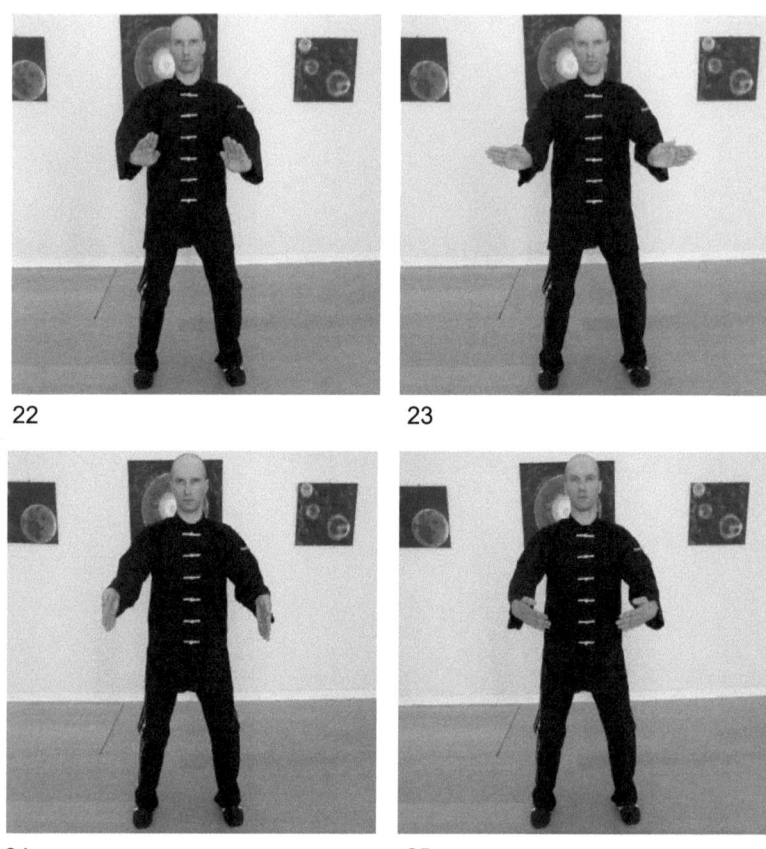

22   23

24   25

Wir drehen die Hände jeweils in einer Auswärtsbewegung und beugen die Handgelenke in die andere Richtung, bis die Handinnenflächen auf den Körper und schräg nach oben gerichtet sind. Die Arme bilden einen Kreis, als wenn wir einen großen Ball vor uns halten würden.

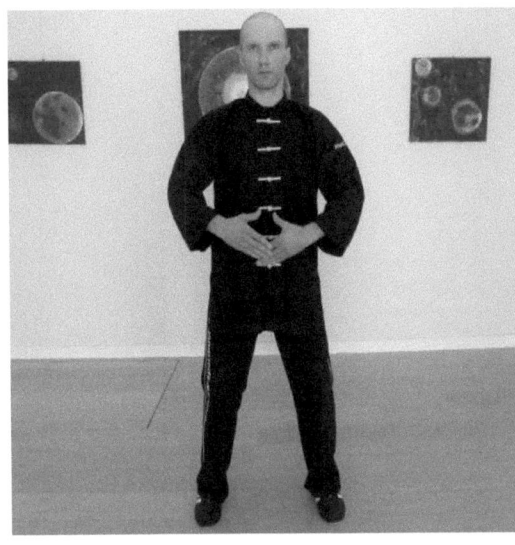

26

Wir führen die
Hände in die
Position „gekreuz-
te Hände" (Bild 3,
Seite 16) zusam-
men, strecken
dabei die Knie-
gelenke und
atmen ein.

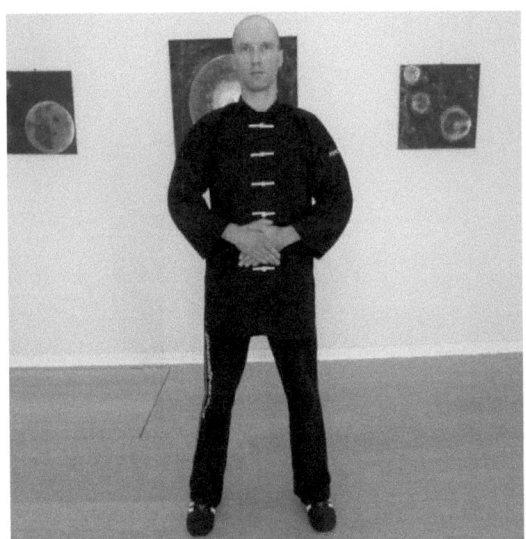

27

Wir stehen in der
Neutralstellung
(Bild 7, S. 17).
Die Achselhöhlen
werden frei
gehalten, als
wenn ein kleiner
Vogel darin
nisten würde. Die
gekreuzten
Hände liegen auf
dem Bauchnabel.

3.2.   1. Übung „Xu"

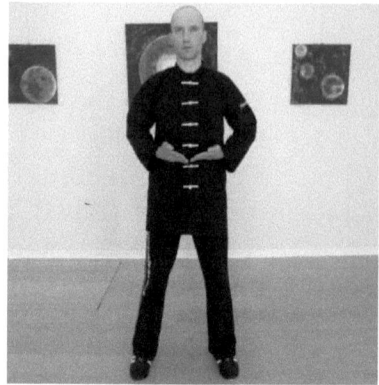
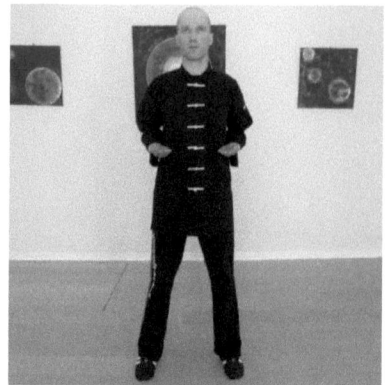

28   29

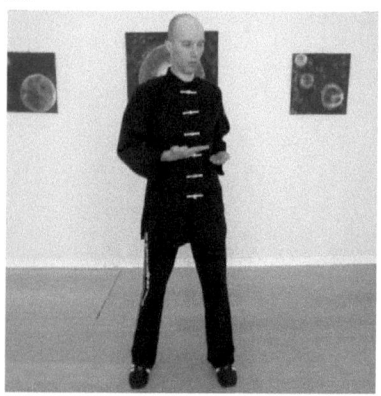
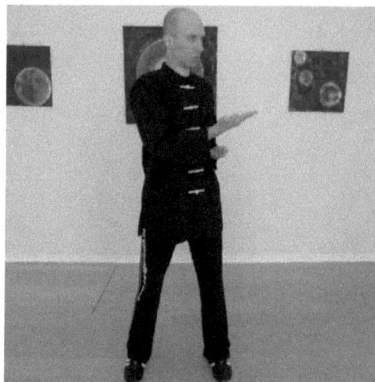

30   31

Wir ziehen die Hände aus der gekreuzten Position am Körper entlang auseinander, bis die Handaußenkanten jeweils an der Seite der Taille anliegen. Die Innenflächen zeigen nach oben, die Fingerspitzen nach vorne und die Ellenbogen sind nach hinten gerichtet. Dann drehen wir den Oberkörper um 90° nach links und schieben die rechte Hand in einer aufsteigenden Bewegung und unter Bildung des Lautes „Xu" eng am Körper nach links.

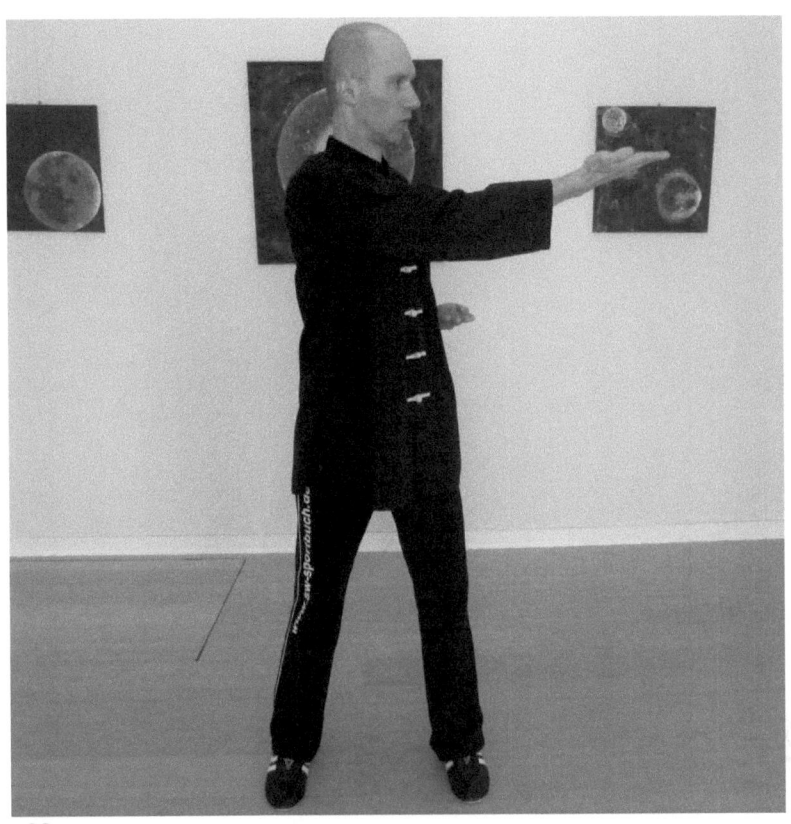

32

Beim Laut „Xu" wird das „X" wie das „ch" aus dem Wort „manchmal" und das „u" wird wie ein „ü" ausgesprochen. Die Lautbildung erfolgt während der gesamten Bewegung. Die Hand wird bis auf Schulterhöhe gestreckt. Der Blick ist auf die Handinnenfläche nach links gerichtet. Die Beinstellung wird insgesamt nicht verändert.

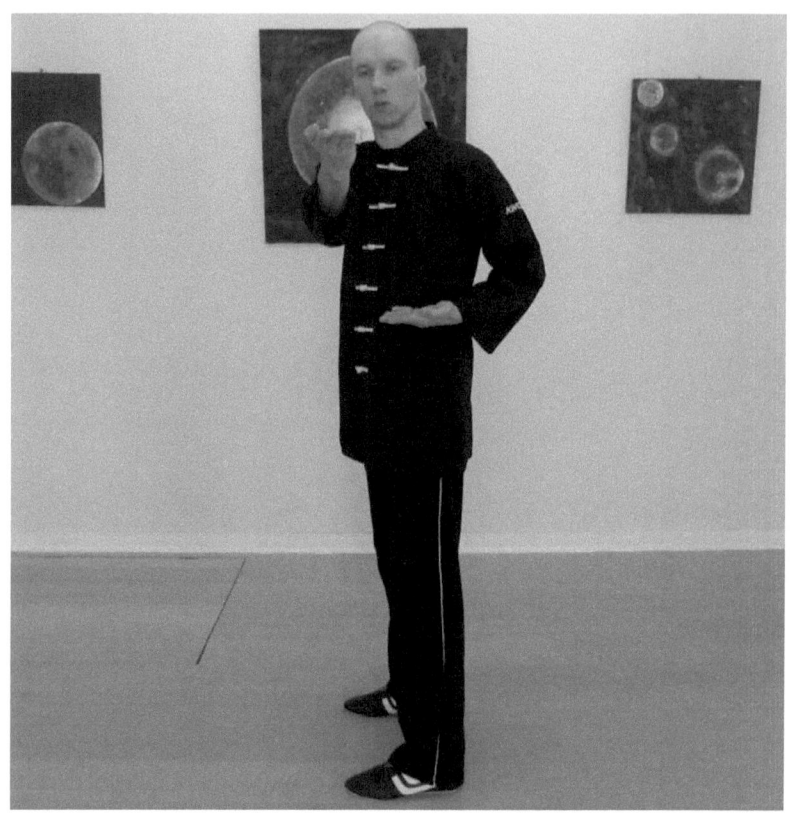

33 seitliche Ansicht des Bildes 32

Die linke Hand bleibt unverändert an der Taille. Die Streckbewegung des rechten Armes wird möglichst langsam ausgeführt, bis die gesamte Luft für die Lautbildung „Xu" verbraucht wurde. Dann wird die mit der **Einatmung** verbundene Gegenbewegung eingeleitet.

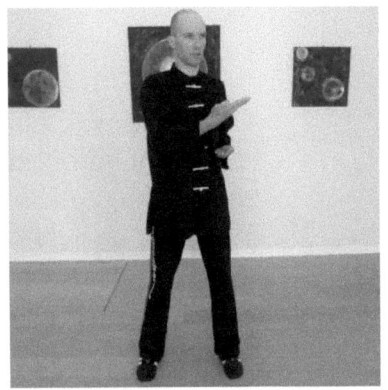
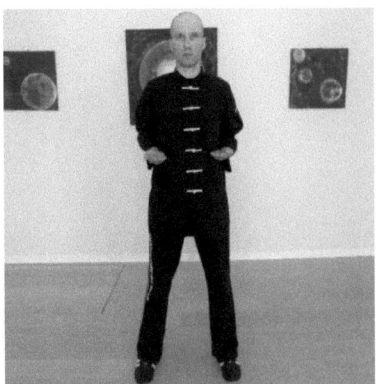

34   35

Wir drehen den Oberkörper wieder in die Frontalstellung und ziehen die rechte Hand an die Taille zurück. Während der gesamten Bewegung **atmen** wir **ein**. (Bilder 34 - 35)

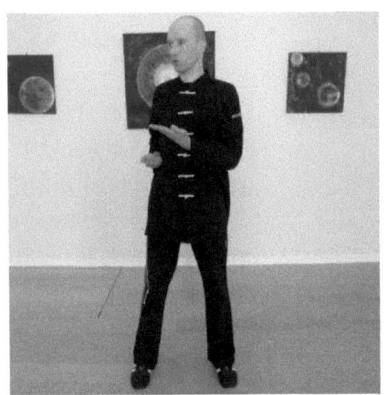
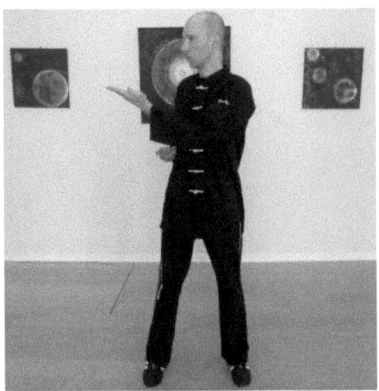

36   37

Dann drehen wir den Oberkörper um 90° nach rechts und schieben die linke Hand in einer aufsteigenden Bewegung und unter Bildung des Lautes „Xu" eng am Körper nach rechts.

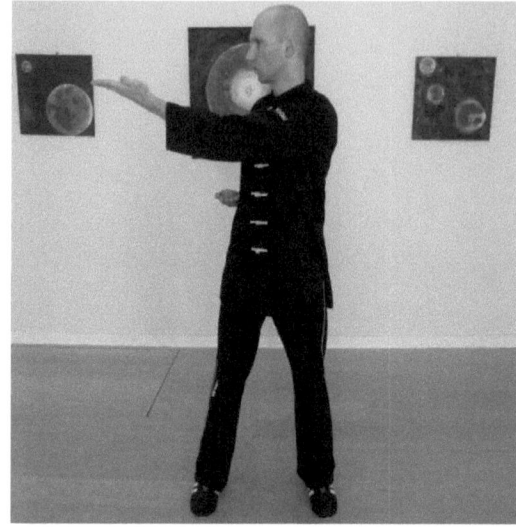

38

Die Hand wird bis auf Schulterhöhe gestreckt. Der Blick ist auf die Handinnenfläche nach rechts gerichtet. Die Beinstellung wird insgesamt nicht verändert.

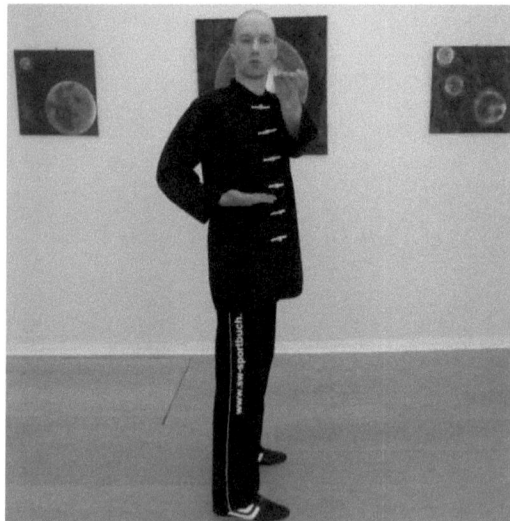

39 seitliche Ansicht

Die rechte Hand bleibt unverändert an der Taille. Die Streckbewegung des linken Armes wird möglichst langsam ausgeführt, bis die gesamte Luft für die Lautbildung „Xu" verbraucht wurde. Dann wird die mit der **Einatmung** verbundene Gegenbewegung eingeleitet.

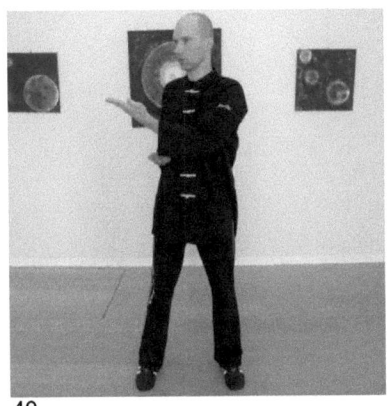 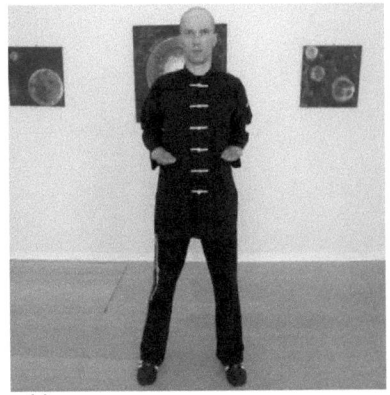

40   41

Wir drehen den Oberkörper wieder in die Frontalstellung und ziehen die linke Hand an die Taille zurück. Während der gesamten Bewegung **atmen** wir durch die Nase **ein**. (Bilder 40 - 41)

Nun beginnt alles von vorne bei Bild 30. Die Bewegung mit Lautbildung wird zu jeder Seite insgesamt jeweils drei Mal ausgeführt. Die Hände haben dabei die Form des „Weidenblattes" gemäß Bild 1 auf Seite 15.

3.3.   2. Übung „He"

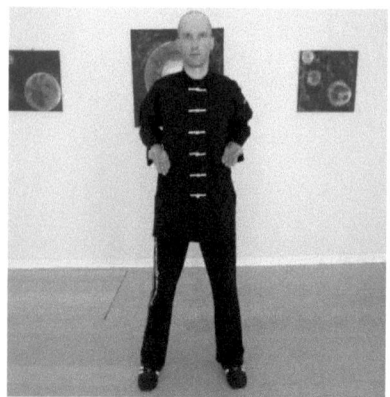 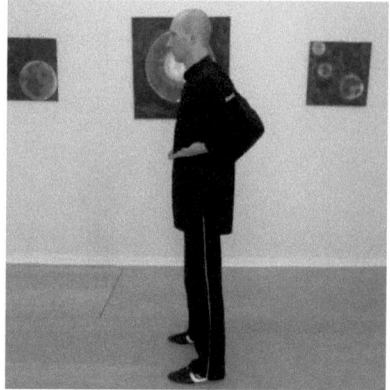

42   43 seitliche Ansicht von Bild 42

Die Ellenbogen werden synchron ein Stückchen nach schräg-hinten-oben   gezogen,   wodurch   die Handinnenflächen leicht nach vorne gekippt werden.

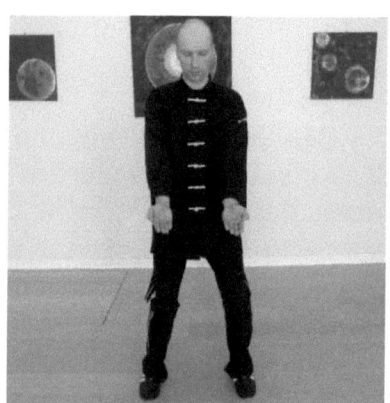 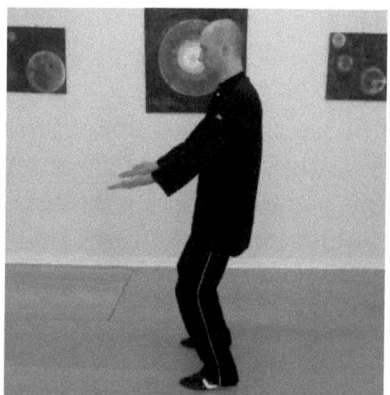

44   45 seitliche Ansicht von Bild 44

Durch Streckung der Ellenbogengelenke werden die Arme nach schräg-vorne-unten geschoben und wir gehen gleichzeitig durch Beugung der Knie in die abgesenkte Neutralstellung. Der Blick ist auf die Hände gerichtet.

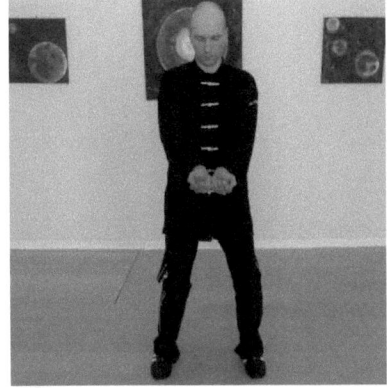 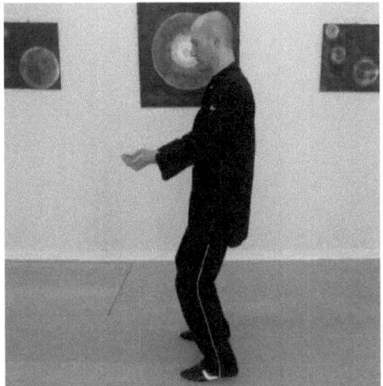

46   47 seitliche Ansicht von Bild 46

Wir ziehen die Arme durch leichtes Beugen der Ellenbogen etwas zum Körper zurück und führen dabei die nun zu Löffeln gebildeten Hände zusammen, bis die Handaußenkanten einander berühren.

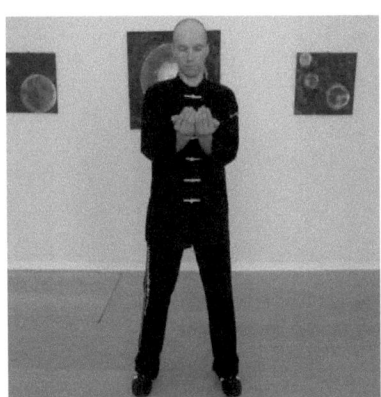 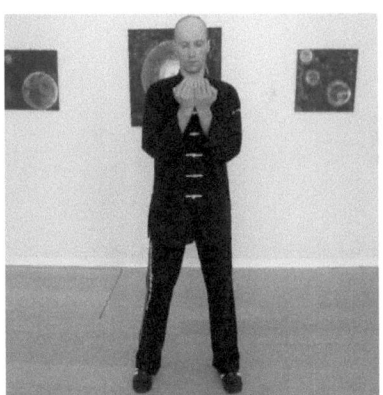

48   49

Wir strecken die Knie und winkeln gleichzeitig die Unterarme weiter in Richtung Körper an, bis sich die Fingerspitzen knapp unter Kinnhöhe befinden. Wir schöpfen so das Qi. Dabei **atmen** wir **ein**.

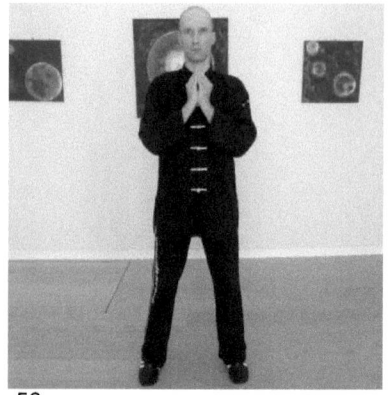
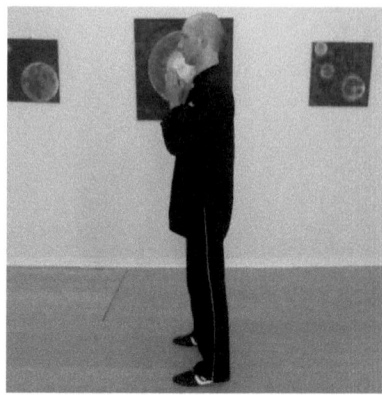

50   51 seitliche Ansicht von Bild 50

Wir drehen die Schöpfkellenhände und legen diese wie eine geschlossene Muschel mit Hohlraum aufeinander. Ansonsten wird die Position der Arme nicht verändert. Der Blick ist nach vorne gerichtet.

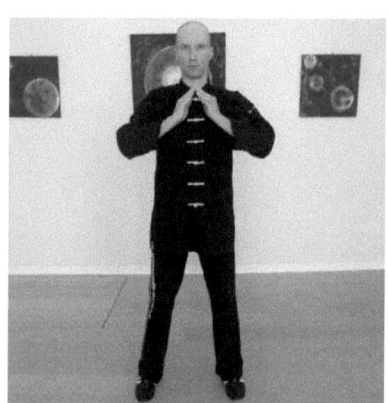
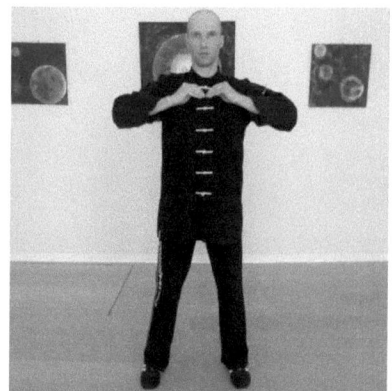

52   53

Wir heben die Ellenbogen jeweils nach außen an, wobei die Fingerspitzen noch Kontakt halten. Dabei **atmen** wir **immer noch ein**.

34

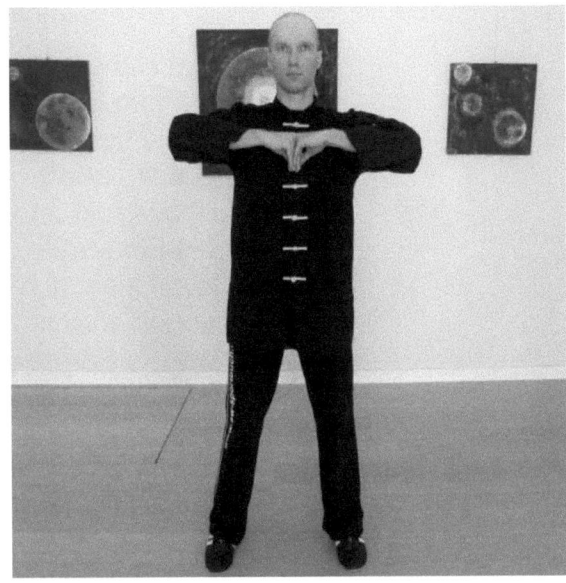

Haben die Unterarme die Waagerechte in Schulterhöhe erreicht, berühren sich die Fingerrücken und die Spitzen der Finger zeigen senkrecht zu Boden.

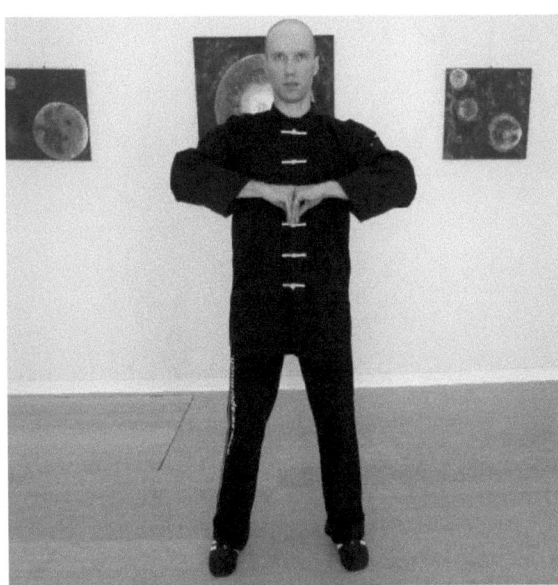

55

Dann senken wir die Hände vor der Mittellinie des Körpers und **atmen** mit der Bildung des Lautes „He" **aus**. Der Laut wird wie die Silbe „che" des Wortes „lache" ausgesprochen.

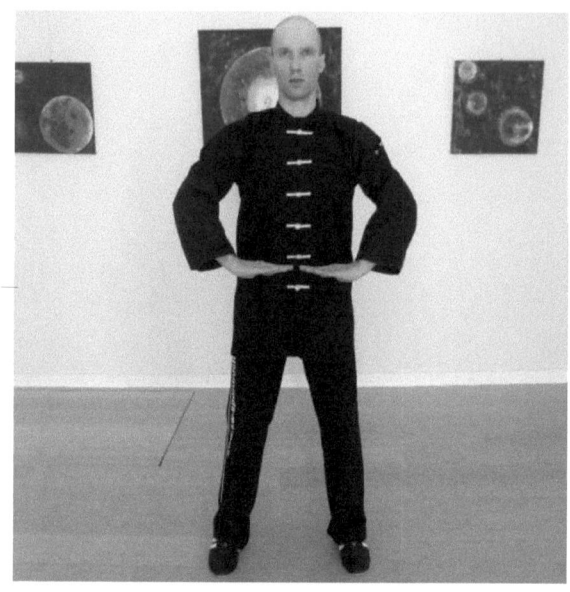

56
Die Hände
werden bis auf
Höhe des
Bauchnabels
abgesenkt und
die Fingerrük-
ken lösen sich
voneinander
bis die Hände
Weidenblätter
bilden. Das Qi
wurde so ins
untere Dantian
geleitet.

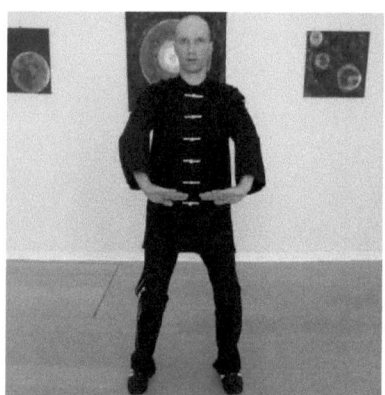

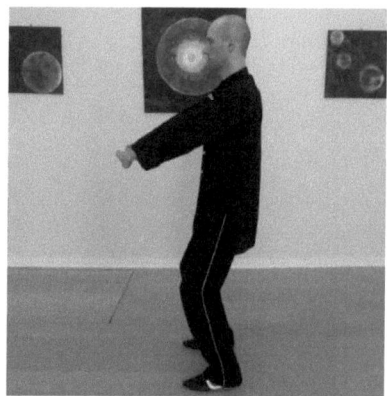

57

58   seitliche Ansicht von Bild 57

Dann drücken wir die Hände unter Kippung der
Innenflächen nach schräg-vorne und gehen mit Beugung
der Knie in die abgesenkte Neutralstellung, immer noch
unter der Lautbildung „He". Die Arme bilden einen Kreis.

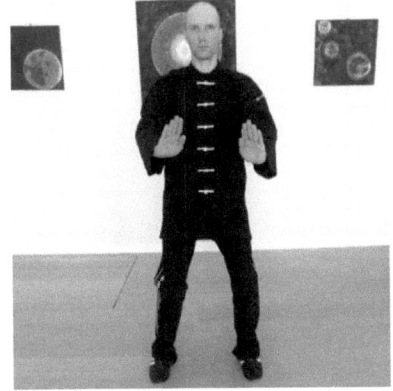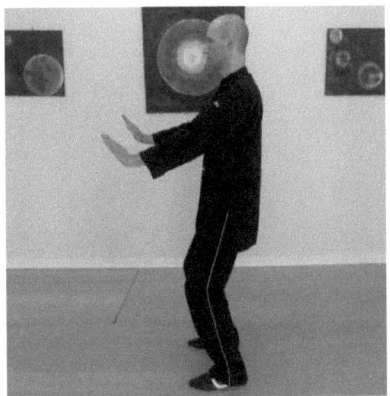

59   60 seitliche Ansicht von Bild 59

Wir beenden die Lautbildung und drehen die Hände
jeweils nach außen.

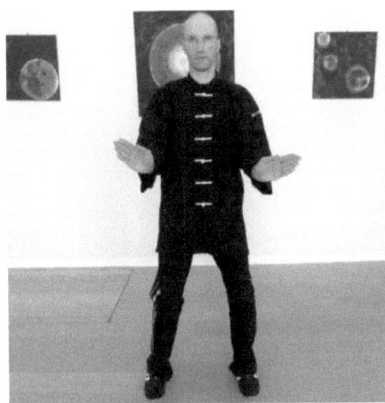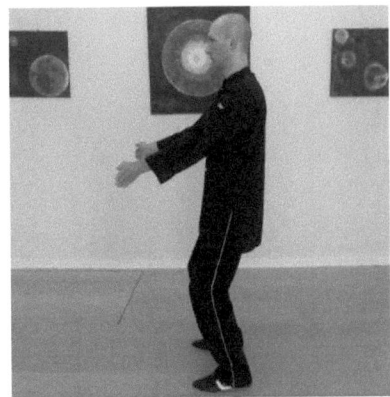

61   62 seitliche Ansicht von 61

Die Hände werden immer weiter nach außen gedreht...

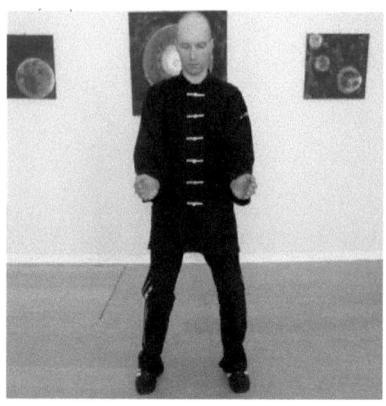

63

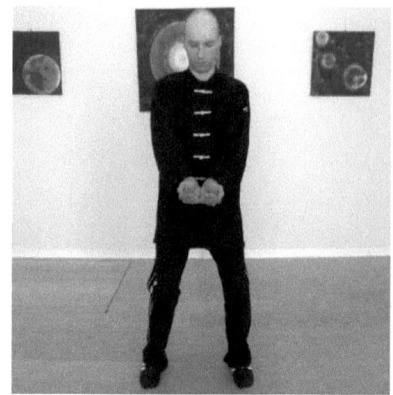

64

..., wir bilden wieder die Schöpfkellen und führen die Hände mit den Handaußenkanten und nach oben gerichteten Innenflächen vor dem Bauchnabel zusammen. Der Blick ist nun wieder auf die Hände gerichtet. Alles beginnt nun von vorn.

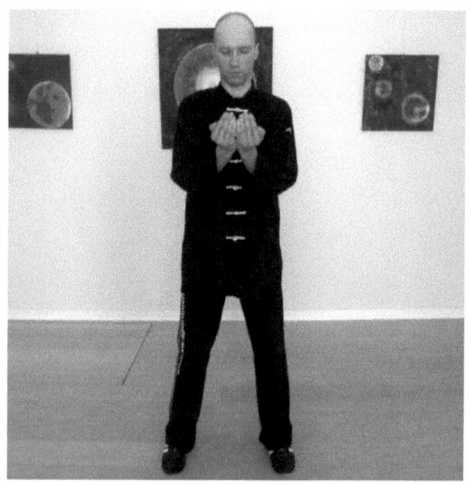

65

Wir strecken die Knie und winkeln gleichzeitig die Unterarme weiter in Richtung Körper an, bis sich die Fingerspitzen knapp unter Kinnhöhe befinden.
Dabei **atmen** wir **ein**.

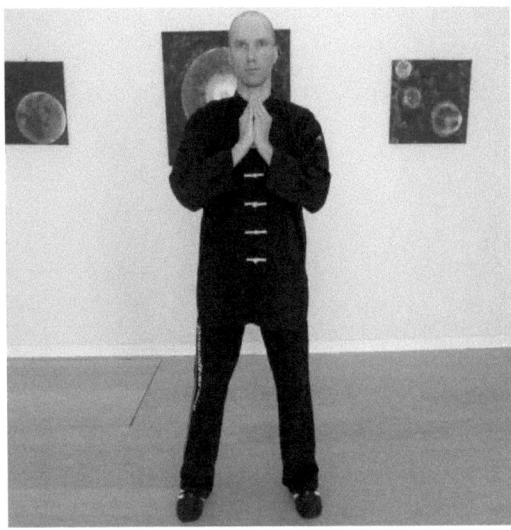

66

Wir drehen die Schöpfkellenhände und legen diese wie eine geschlossene Muschel mit Hohlraum aufeinander. Ansonsten wird die Position der Arme nicht verändert. Der Blick ist nach vorne gerichtet.

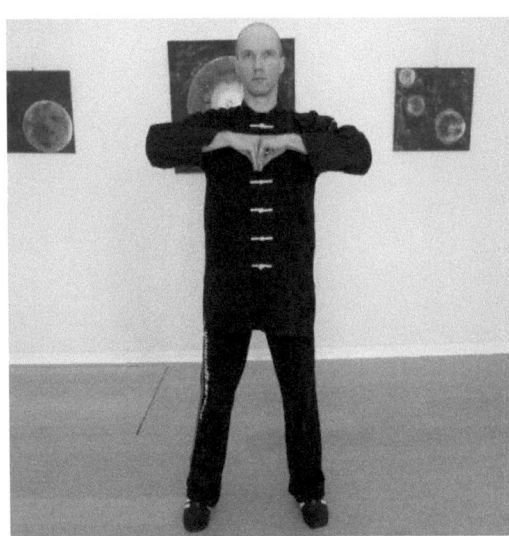

67

Wir heben die Ellenbogen jeweils nach außen an, bis die Unterarme die Waagerechte in Schulterhöhe erreicht haben und sich die Fingerrücken berühren. Die Spitzen der Finger zeigen senkrecht zu Boden.

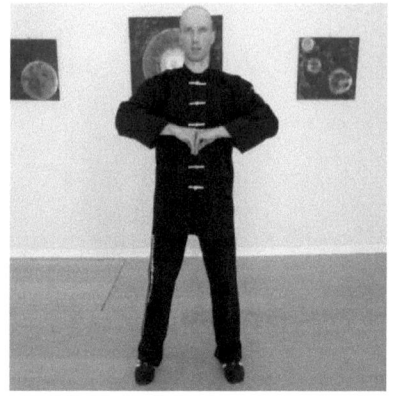
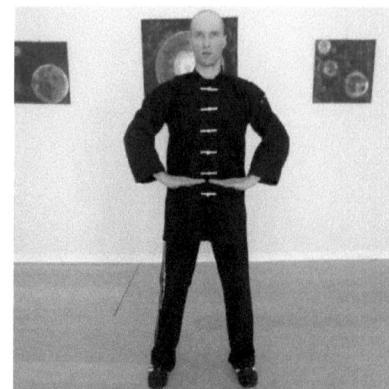

68   69

70

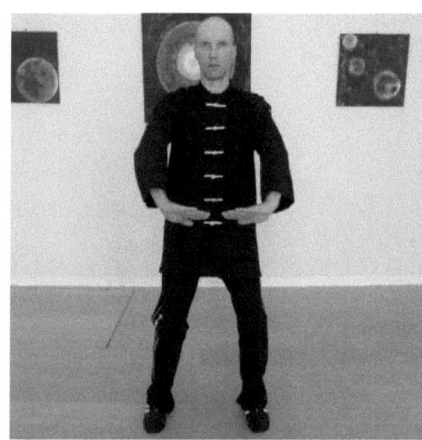

Dann senken wir die Hände vor der Mittellinie des Körpers und **atmen** mit der Bildung des Lautes „He" **aus**. Die Hände werden bis auf Höhe des Bauchnabels abgesenkt und die Fingerrücken lösen sich voneinander bis die Hände Weidenblätter bilden. Dann drücken wir die Hände unter Kippung der Innenflächen nach schräg-vorne und gehen mit Beugung der Knie in die abgesenkte Neutralstellung, immer noch unter der Lautbildung „He". Die Arme bilden einen Kreis. (Bilder 68 bis 70)

Nun beginnt alles wieder bei Bild 59. Die Bewegungen mit Lautbildung werden insgesamt sechs Mal wiederholt.

3.4.   3. Übung „Hu"

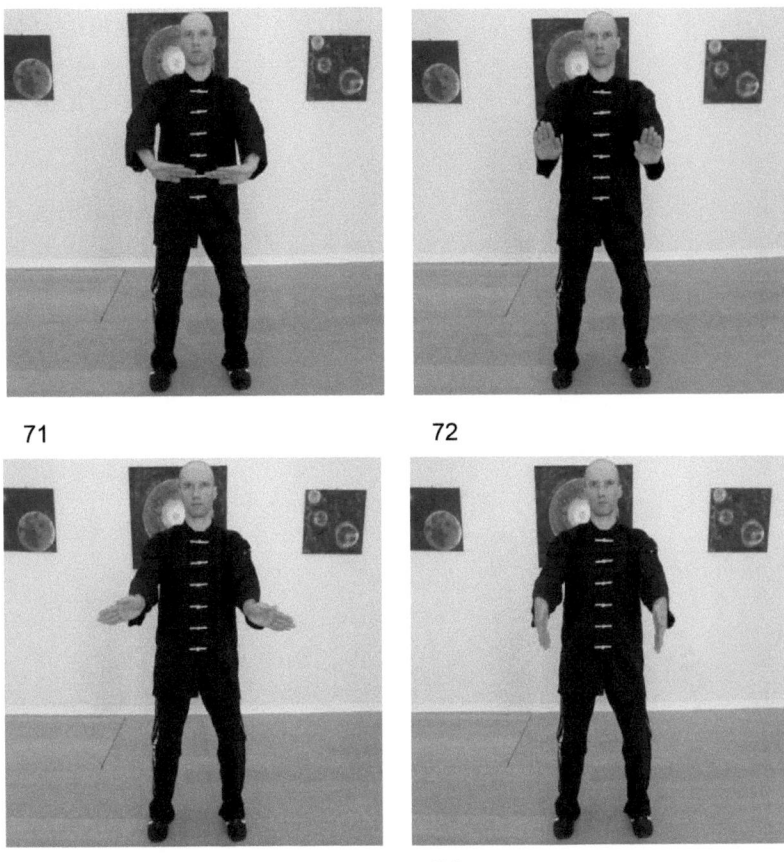

71   72

73   74

Wir drehen die Hände jeweils nach außen und bleiben dabei immer noch in der abgesenkten Neutralstellung stehen.
Der Blick ist nach vorne gerichtet.

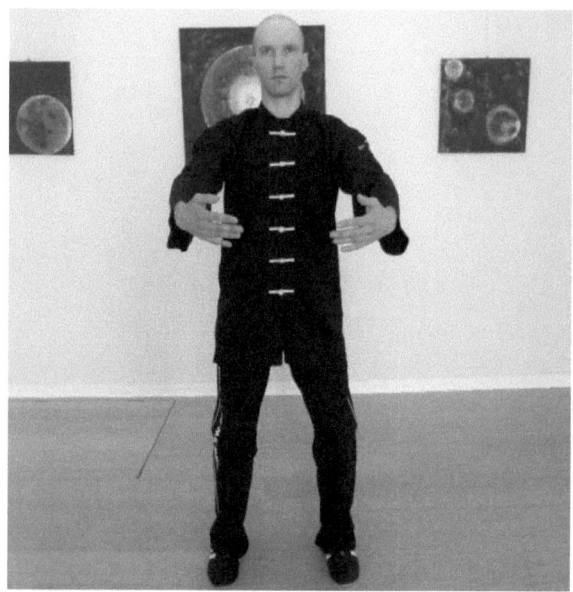

75

Die Hände
werden weiter
gedreht und
dann nach
innen
geklappt, bis
die Innen-
flächen zum
Körper und
die Finger-
spitzen auf-
einander
zeigen.

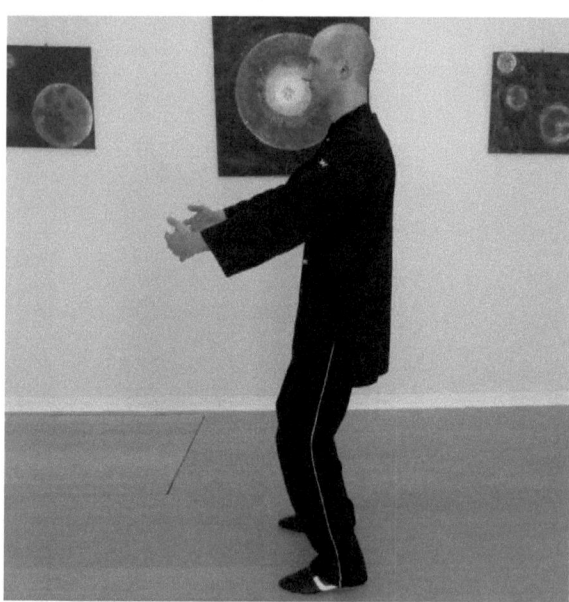

76
seitliche Ansicht

Die Arme
bilden einen
Kreis, als
wenn wir mit
ihnen einen
großen Ball
halten
würden.
Die Finger
sind vonein-
ander ge-
trennt.

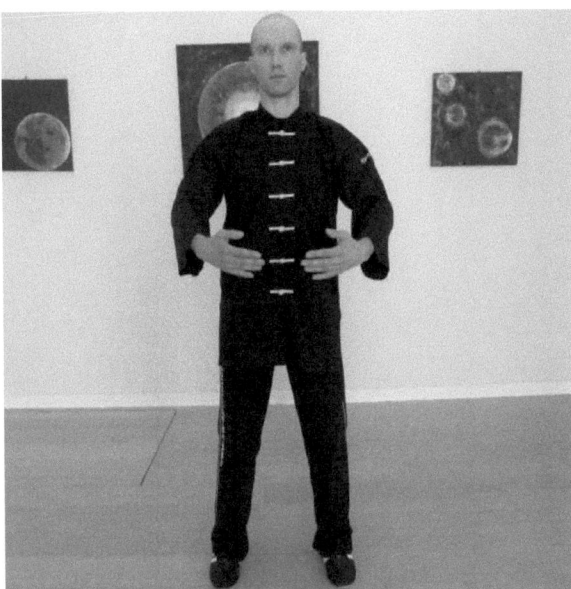

Wir strecken
die Knie und
ziehen dabei
die Arme zum
Körper
zurück, als
wenn wir den
Ball zusam-
mendrücken
wollten.

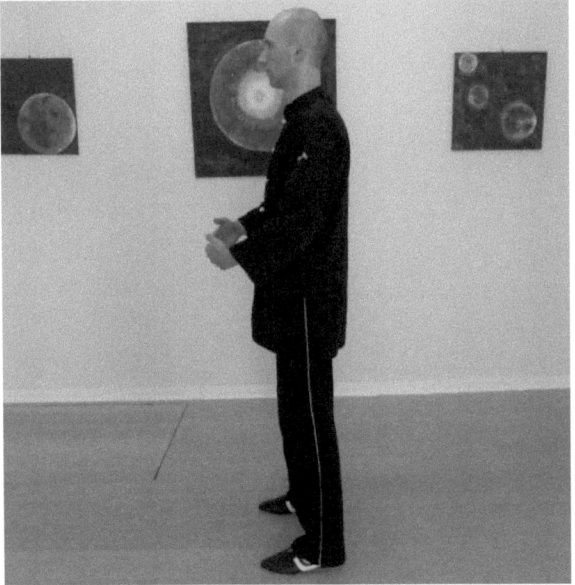

78
seitliche Ansicht

Bei dieser
Bewegung
atmen wir
ein.

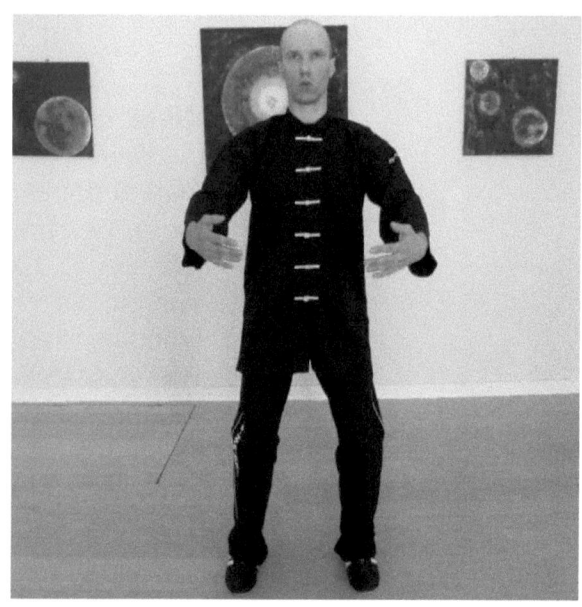

79
Wir beugen
die Knie und
begeben uns
in die abge-
senkte Neu-
tralstellung.
Dabei breiten
wir die Arme
wieder aus,
als wenn sich
der umfasste
Ball ausdeh-
nen würde,
und bilden
den Laut
„Hu".

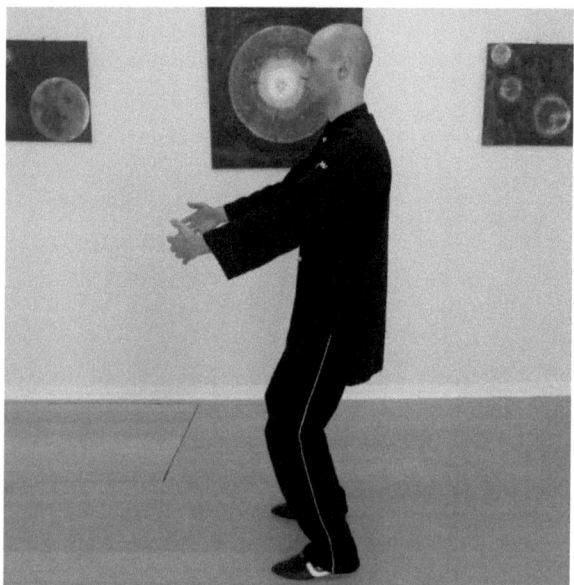

80
seitliche Ansicht

Der Laut „Hu"
wird wie die
Silbe „Hu"
des Wortes
„Hupe"aus-
gesprochen.
Die Arme
bilden einen
Kreis.

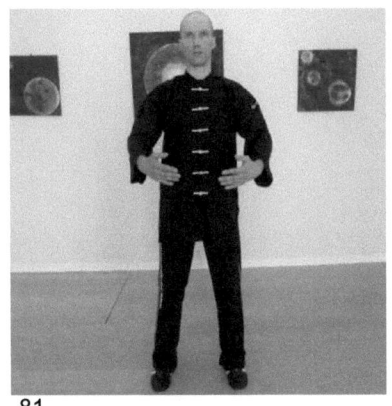
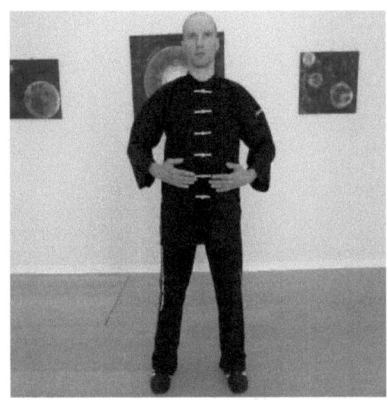

81   82

Wir strecken wieder die Knie und ziehen dabei die Arme zum Körper zurück, als wenn wir den Ball zusammendrücken wollten. Dabei **atmen** wir **ein**.

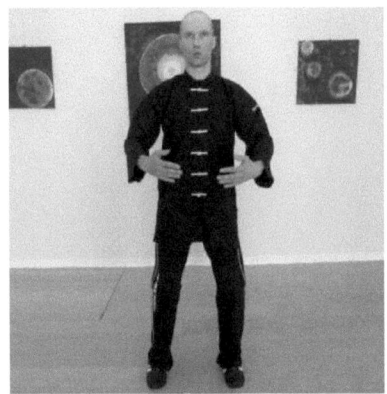
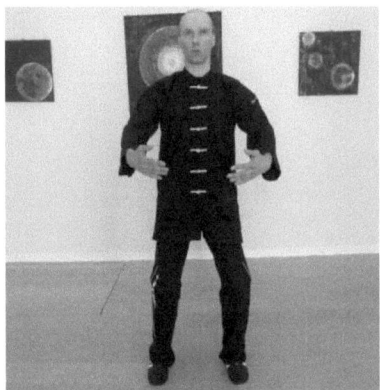

83   84

Wir beugen die Knie, begeben uns in die abgesenkte Neutralstellung und breiten die Arme wieder aus, als wenn sich der umfasste Ball ausdehnen würde. Dabei **atmen** wir **aus**, indem wir den Laut „Hu" bilden. Diese Bewegung mit Lautbildung wird sechs Mal ausgeführt.

3.5.   4. Übung „Si"

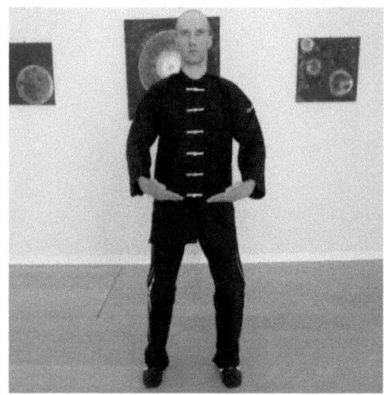

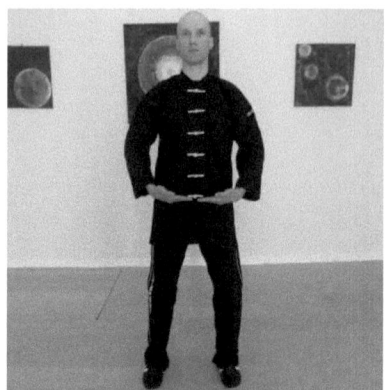

85   86

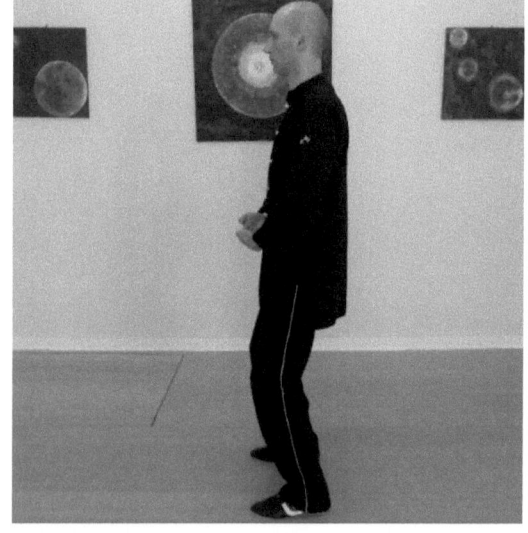

87
seitliche Ansicht Bild 86

Wir lassen die Hände nach unten vor den Unterleib sinken, bis die Innenflächen nach oben zeigen. Die Fingerspitzen zeigen aufeinander und die Ellenbogengelenke sind leicht gebeugt. Wir stehen immer noch in der abgesenkten Neutralstellung.

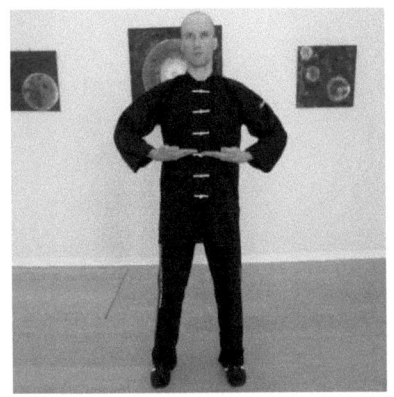
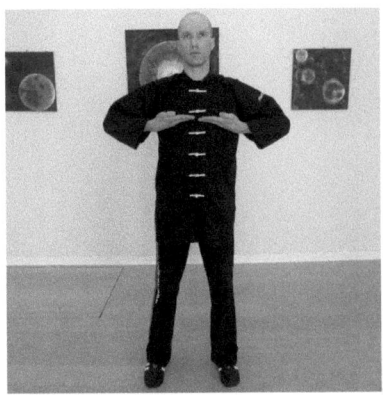

88   89

Wir heben die Hände in gleicher Stellung dicht am Körper
bis auf Brusthöhe an und beginnen dabei **einzuatmen**.
Gleichzeitig strecken wir die Kniegelenke.

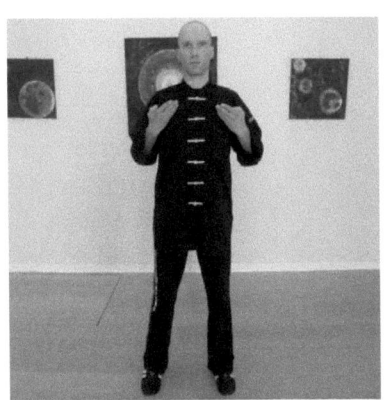
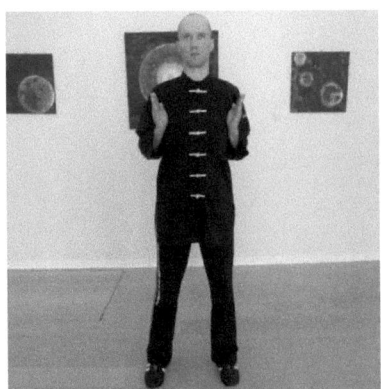

90   91

Wir lassen die Ellenbogen sinken, pressen sie seitlich
eng an den Körper und drehen dabei die
Handinnenflächen zueinander. Die Fingerspitzen zeigen
nun nach oben in Richtung Himmel.

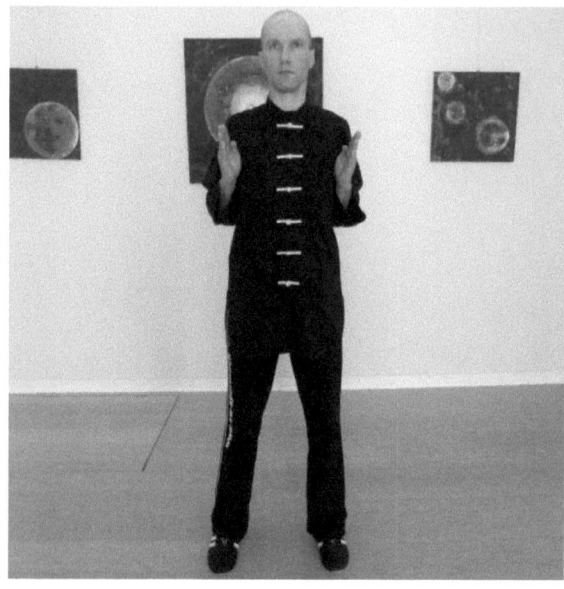

92

Wir führen die
Schulterblätter
zusammen
und dehnen
dabei die
Brustmuskula-
tur.

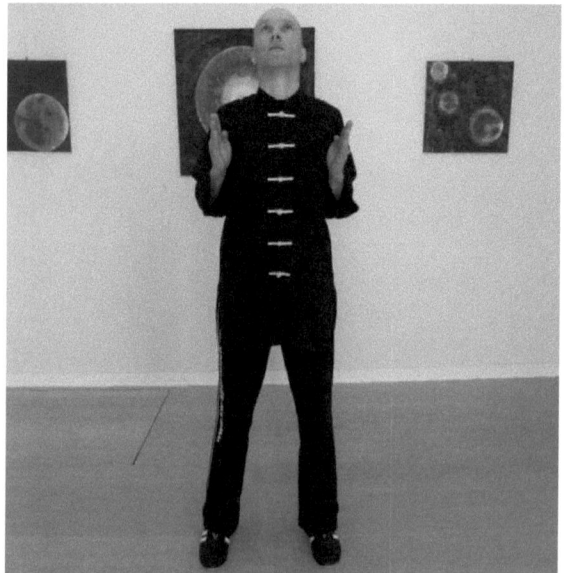

93

Wir legen den
Kopf leicht
nach hinten in
den Nacken
und ziehen ihn
gleichzeitig ein
wenig ein. Der
Blick ist nun
nach oben
gerichtet.
Hier **endet** die
Einatmung.

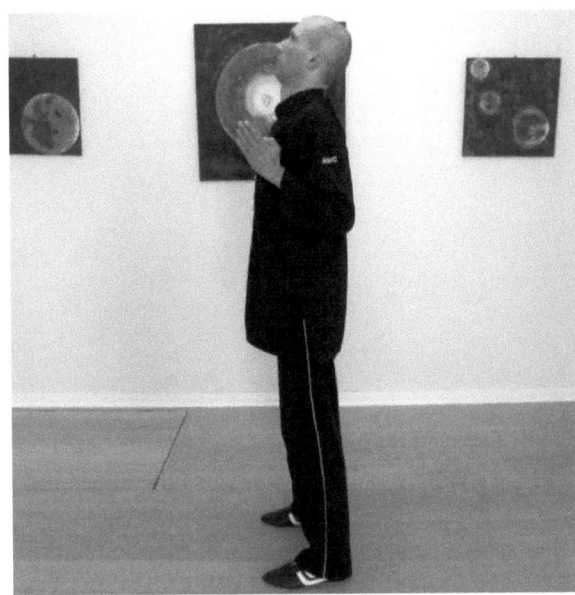

94 a. A.

Dies ist eine seitliche Ansicht des Bildes 93, in der man sehr schön die Rückneigung des Kopfes mit Einziehung des Nackens sehen kann.

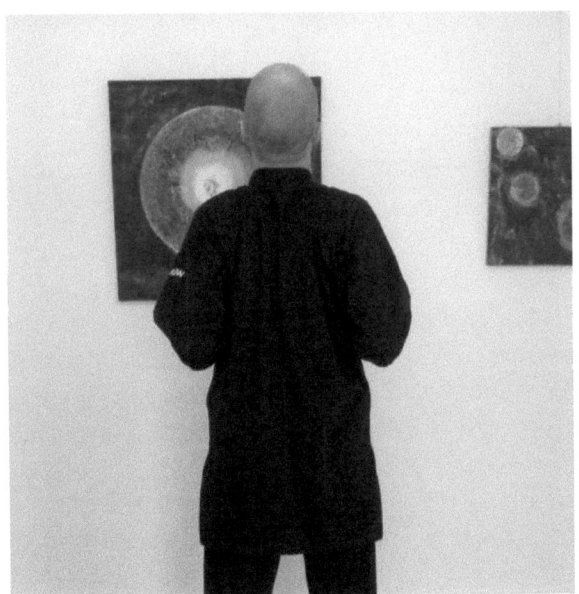

95 a. A.

Bei der rückwärtigen Ansicht des Bildes 93 sind die zusammengezogenen Schulterblätter zu erkennen.

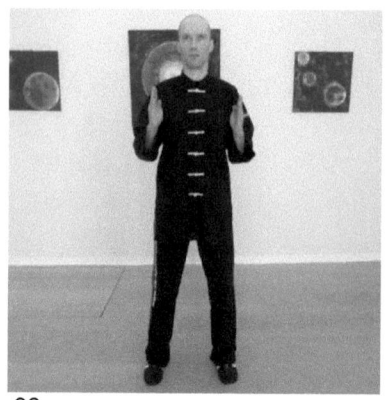
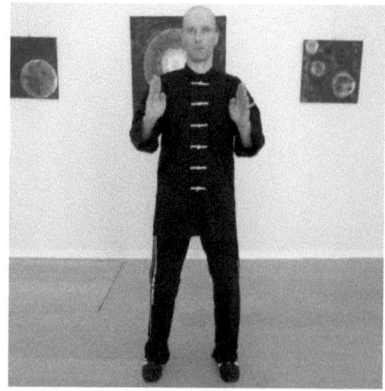

96

97

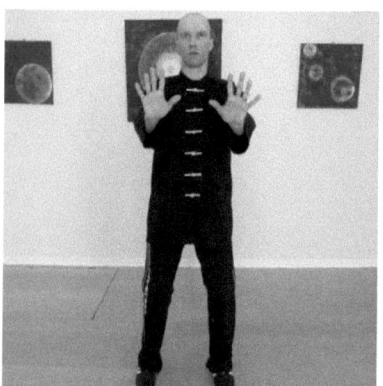
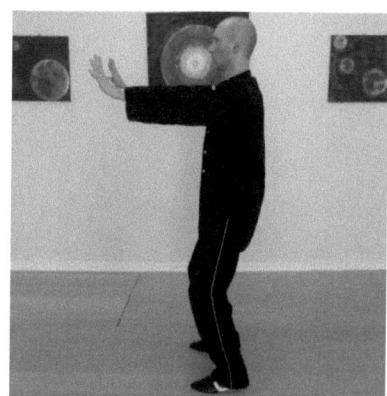

98

99 seitliche Ansicht von Bild 98

Wir richten den Kopf wieder senkrecht auf, lösen die Schulterblätter, schieben die aufgestellten Hände schulterbreit nach vorne und beugen die Knie. Dabei **atmen** wir unter Bildung des Lautes „Si" **aus**. Der Laut „Si" wird wie die Silbe „se" in dem Wort „Klasse" ausgesprochen. In der Endposition des Bildes 98 bilden die Hände mit gespreizten Fingern und nach vorne gerichteten Innenflächen auf Schulterhöhe Lotusblätter.

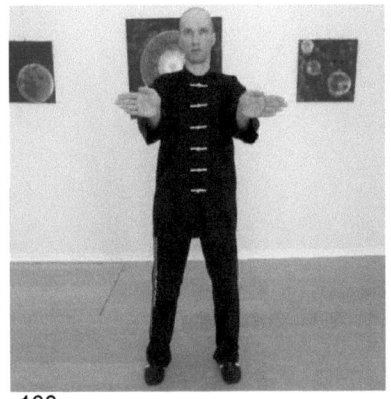

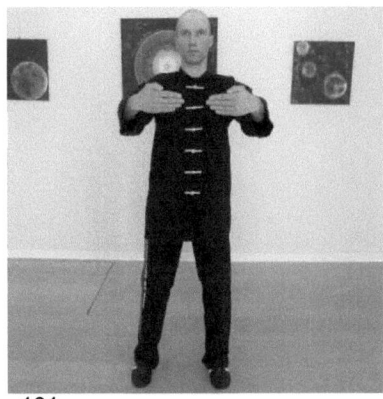

100   101

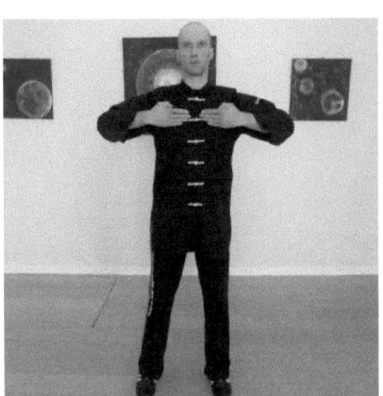

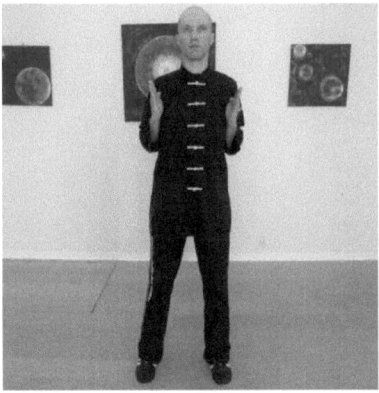

102   103

Die Hände werden jeweils nach außen gekippt und dann gedreht, so dass nun die Innenflächen zum Körper und die Fingerspitzen aufeinander zeigen. (Bilder 100 - 101)

Wir ziehen die Hände unter Beugung der Ellenbogengelenke zum Körper zurück, strecken dabei die Knie und beginnen **einzuatmen** (Bild 102).

Dann wieder die Ellenbogen seitlich eng an den Körper pressen, die Handinnenflächen zueinander gerichtet. 103

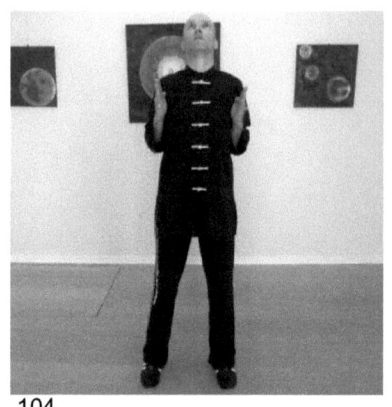

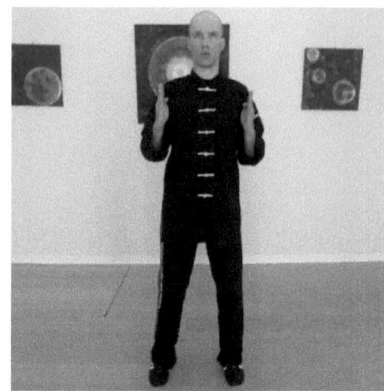

104   105

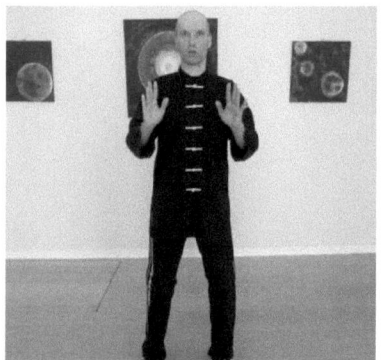

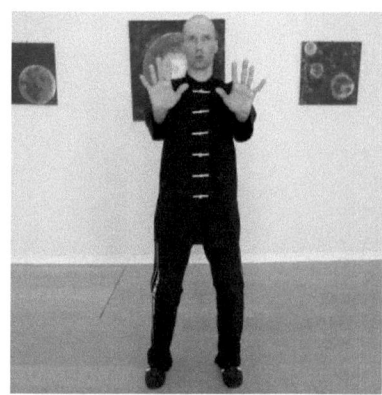

106   107

Wir ziehen die Schulterblätter zusammen, legen den Kopf
in den Nacken und **beenden** die **Einatmung** (Bild 104).
Wir richten den Kopf wieder senkrecht auf, lösen die
Schulterblätter, schieben die aufgestellten Hände
schulterbreit nach vorne und beugen die Knie. Dabei
atmen wir unter Bildung des Lautes „Si" **aus**. (105 - 107)
Dann beginnt alles wieder bei Bild 100. Insgesamt erfolgt
die Bildung des Lautes „Si" sechs Mal.

3.6. 5. Übung „Chui"

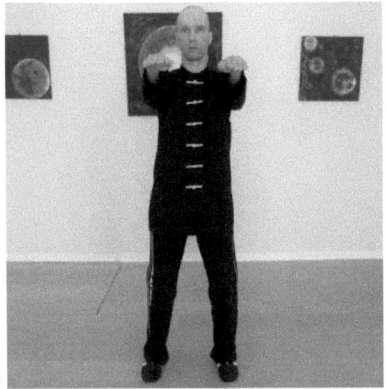

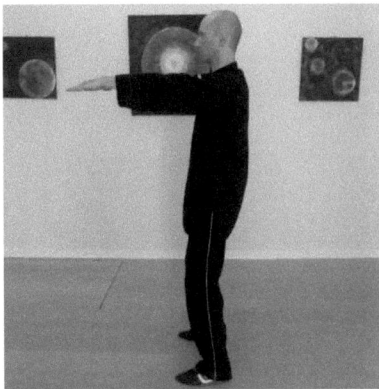

108

109 seitliche Ansicht von Bild 108

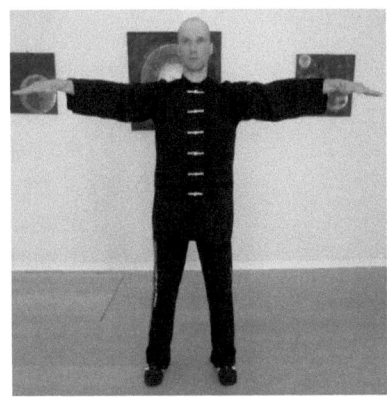

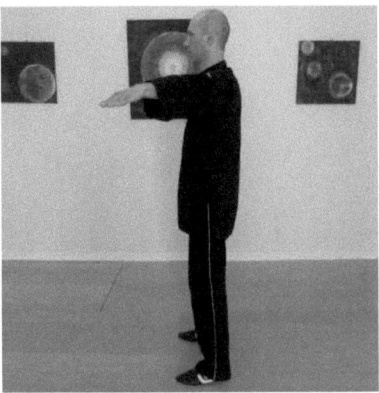

110

111 seitliche Ansicht von Bild 110

Beginnend aus der Position des Bildes 107 lassen wir die nun zu Weidenblättern (gemäß Bild 1, S. 15) geformten Hände im Handgelenk nach unten sinken, bis die Fingerspitzen nach vorne und die Innenflächen zu Boden zeigen. Wir strecken langsam die Knie, bewegen die Arme waagerecht in Schulterhöhe jeweils nach außen und **atmen** dabei durch die Nase **ein**.

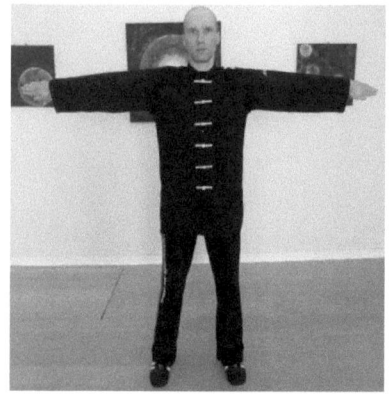

112

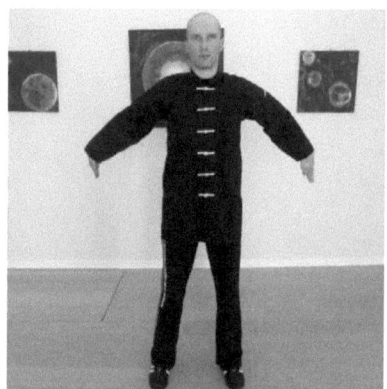

113

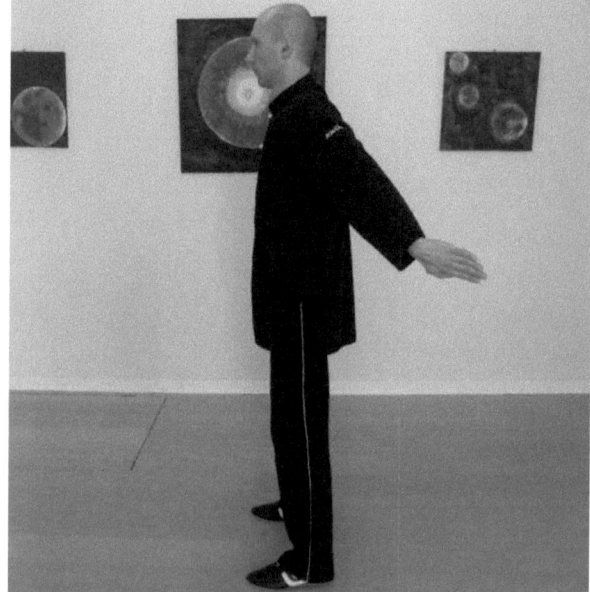

114
seitliche Ansicht
von Bild 113

Die Arme
werden bei
der Bewe-
gung nach
außen im
Schulterge-
lenk soweit
gedreht, bis
die Handin-
nenflächen
nach hinten
zeigen (Bild
112). Dann
beugen wir die Ellenbogengelenke und bringen die
Hände in einer bogenförmigen Abwärtsbewegung nach
hinten (Bild 113/114).

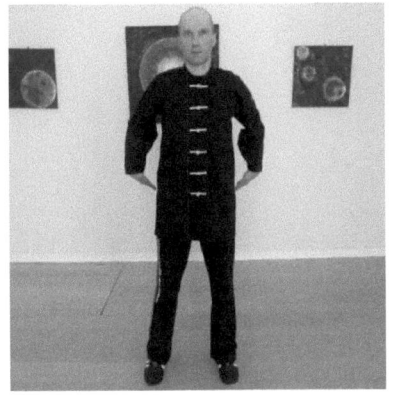

115

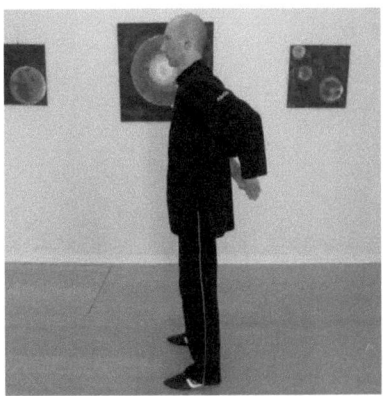

116 seitliche Ansicht von Bild 115

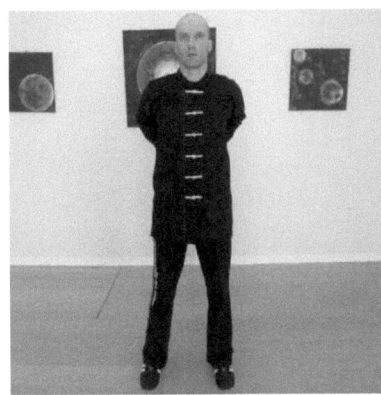

117

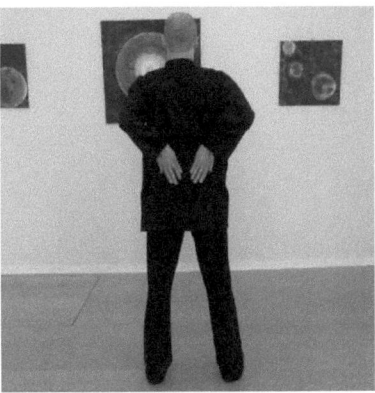

118 rückwärtige Ansicht Bild 117

Die Hände werden weiter nach hinten hinter den Rücken gebracht und rechts und links der Lendenwirbelsäule mit den Innenflächen sowie mit nach unten zeigenden Fingern leicht aufgesetzt. Hier **endet** die **Einatmung**.

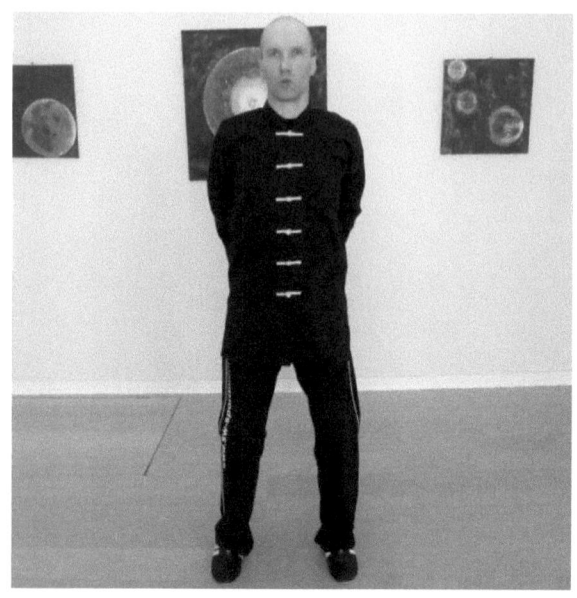

119
Unter Strek-
kung der
Ellenbogenge-
lenke rutschen
unsere Hände
senkrecht am
Körper ab-
wärts, wir
beugen dabei
die Knie und
atmen unter
Bildung des
Lautes „Chui"
aus.

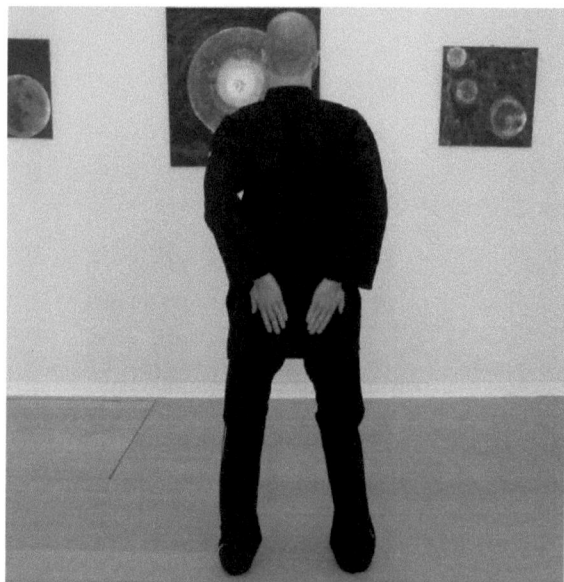

120
rückwärtige Ansicht
des Bildes 119

Der Laut
„Chui" wird
wie die Silbe
„schu" aus
dem Wort
„Kautschuk" in
Verbindung
mit der
nachfolgen-
den Silbe „ay"
aus dem Wort
„Spray" aus-
gesprochen.

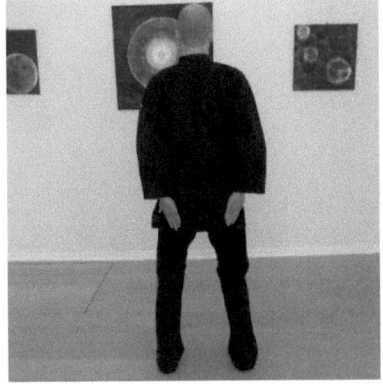

121

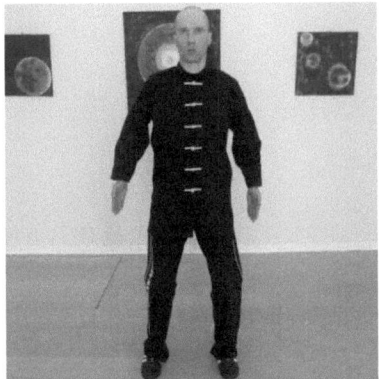

122

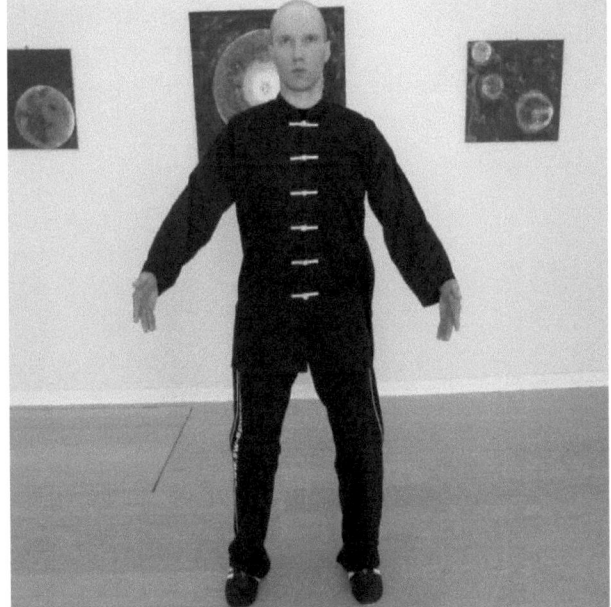

123

Haben die Ellenbo-gengelenke ihre maximale Streckung erreicht, bewegen wir die Hände nach außen und lösen sie vom Körper. In einer bogenförmigen Bewegung führen wir die Hände nach vorne vor den Bauch.

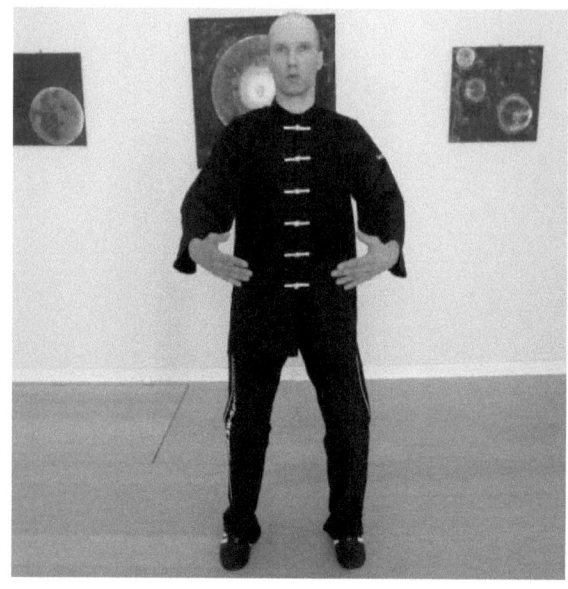

124
Die Ellenbo-
gen werden
gebeugt und
die Hände so
weit gedreht,
bis die Innen-
flächen in
Bauchnabel-
höhe zum Kör-
per und die
Finger aufein-
ander zeigen.
Hier **endet** die
Ausatmung
mit   Lautbil-
dung.

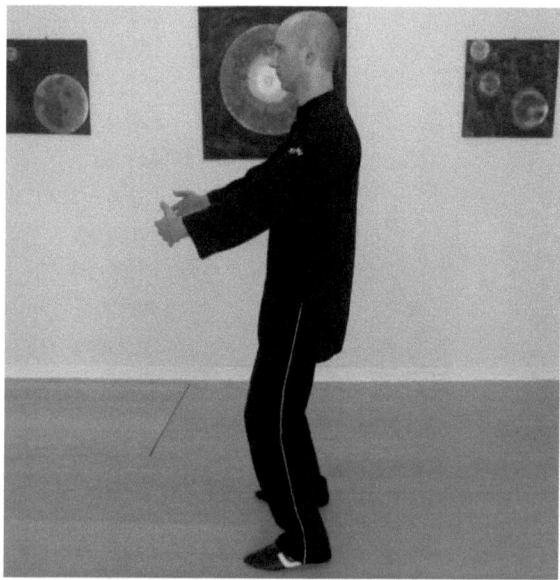

125
seitliche Ansicht
von Bild 124

Die Arme
bilden einen
Kreis, als
wenn wir mit
ihnen einen
großen Ball
halten würden.
Die Finger
sind vonein-
ander ge-
trennt.

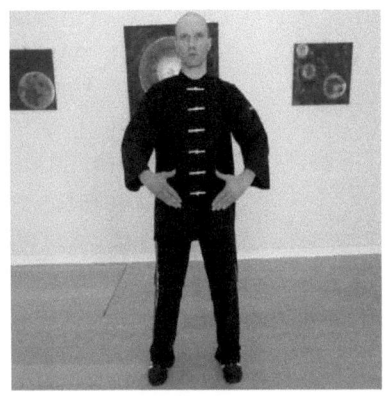
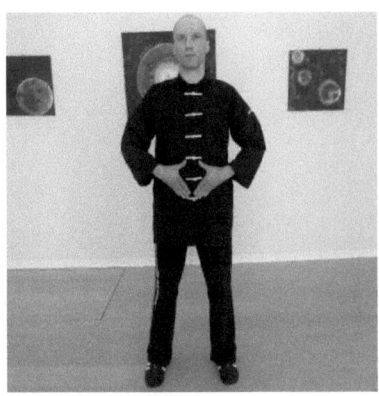

126   127

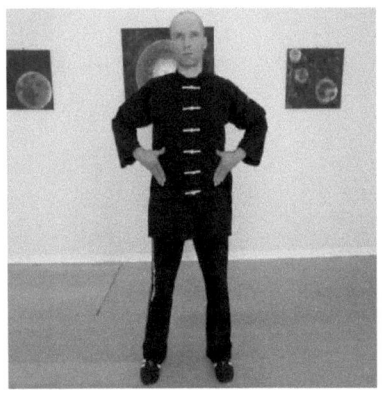
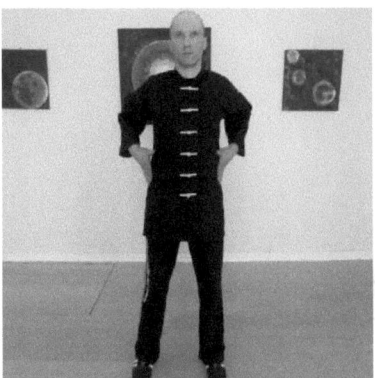

128   129

Wir führen die Hände, die nun Tigermäuler (gemäß Bild 2, Seite 15) bilden, zum Körper zurück, legen die Tigermäuler im Dreieck auf den Bauchnabel (Bild 127) und lassen sie in Taillenhöhe unter Kontakthaltung um den Körper nach hinten gleiten. Dabei strecken wir die Kniegelenke und **atmen ein**.

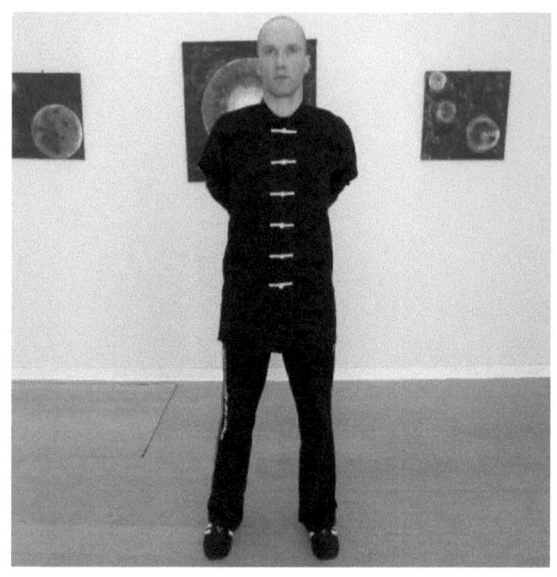

130
Die Hände werden weiter nach hinten gebracht und rechts und links der Lendenwirbelsäule mit den Innenflächen sowie mit nach unten zeigenden Fingern leicht aufgesetzt. Hier **endet** die **Einatmung**.

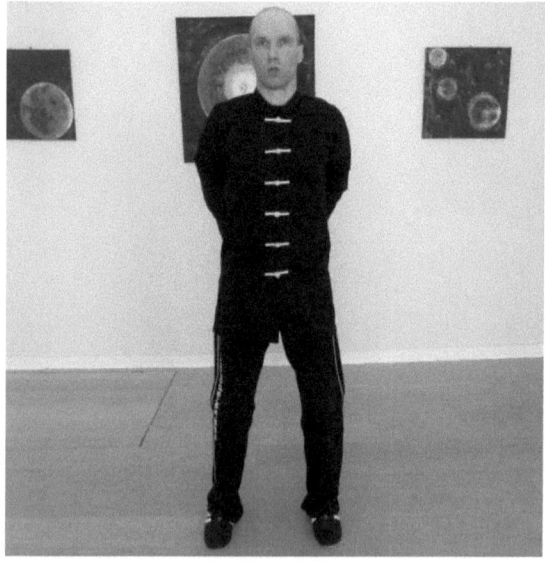

131
Unter Streckung der Ellenbogengelenke rutschen unsere Hände senkrecht am Körper abwärts, wir beugen dabei die Knie und **atmen** unter Bildung des Lautes „Chui" **aus**.

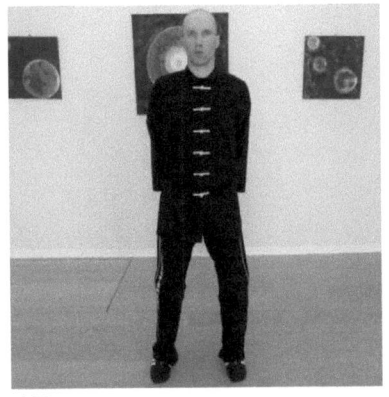 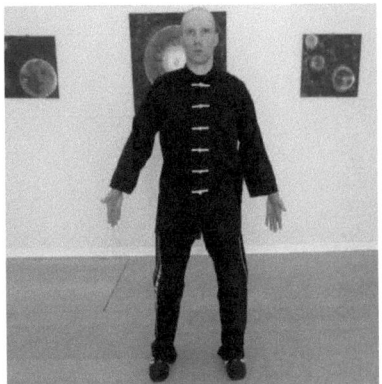

132   133

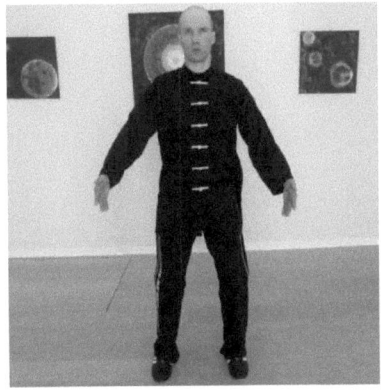 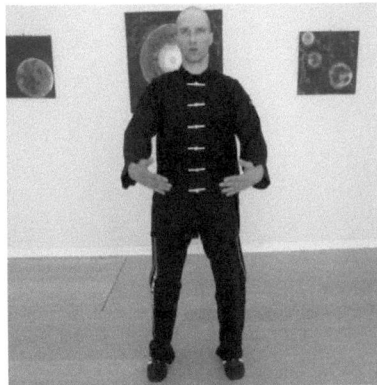

134   135

Haben die Ellenbogengelenke ihre maximale Streckung erreicht, bewegen wir die Hände nach außen und lösen sie vom Körper. In einer bogenförmigen Bewegung führen wir die Hände nach vorne vor den Bauch. Die Ellenbogen werden gebeugt und die Hände soweit gedreht, bis die Innenflächen in Bauchnabelhöhe zum Körper und die Finger aufeinander zeigen. Hier **endet** die **Ausatmung**. <u>Wiederholung</u> Lautbildung gesamt: 6 Mal.

3.7.   6. Übung „Xi"

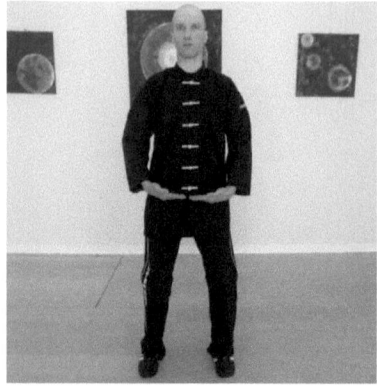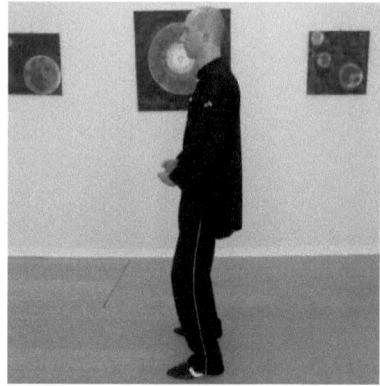

136   137 seitliche Ansicht von Bild 136

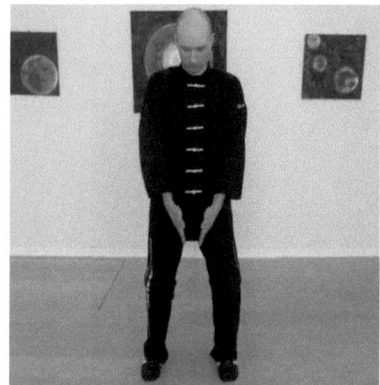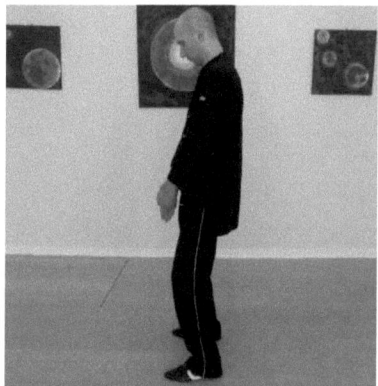

138   139 seitliche Ansicht von Bild 138

Beginnend aus der Position 135 lassen wir die Hände
nach unten vor den Unterleib sinken, bis die Innenflächen
nach oben und die Fingerspitzen aufeinander zeigen. Die
Ellenbogengelenke sind leicht gebeugt. Wir stehen immer
noch in der abgesenkten Neutralstellung. Dann strecken
wir die Hände mit den Fingerspitzen senkrecht zu Boden.
Der Blick ist nun auf die Hände gerichtet.

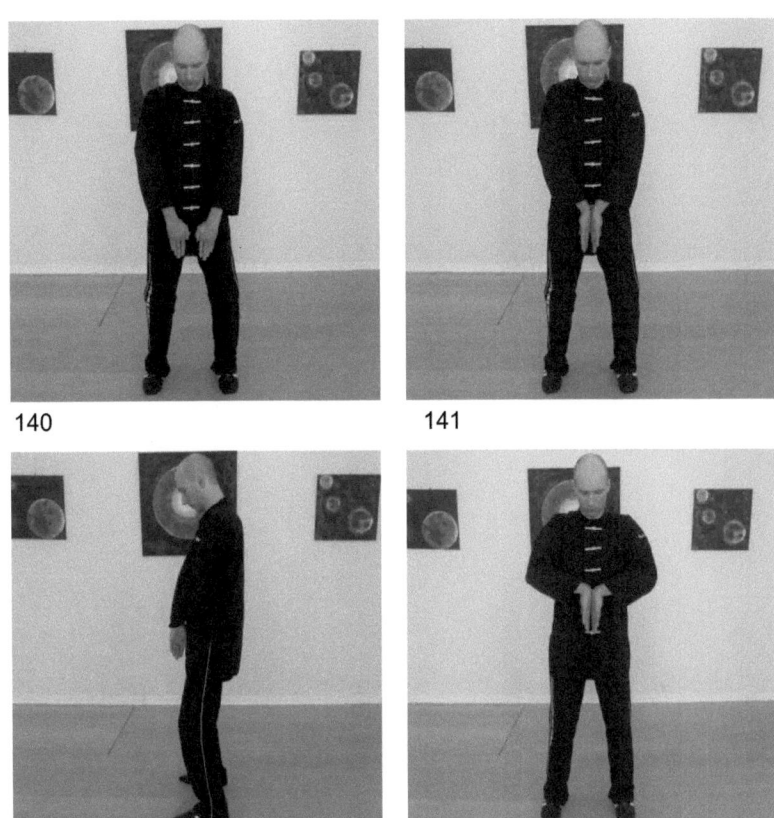

140   141

142 seitliche Ansicht von Bild 141 143

Wir drehen die Arme in den Schultergelenken jeweils nach innen, bis die Handrücken zueinander zeigen und eng zusammen sind. Dann heben wir die Hände durch Beugen der Ellenbogengelenke dicht am Körper vor der Zentrallinie an. Die Fingerspitzen zeigen die ganze Zeit weiterhin nach unten. Wir beginnen die Knie zu strecken und **atmen** bei der Aufwärtsbewegung der Arme **ein**.

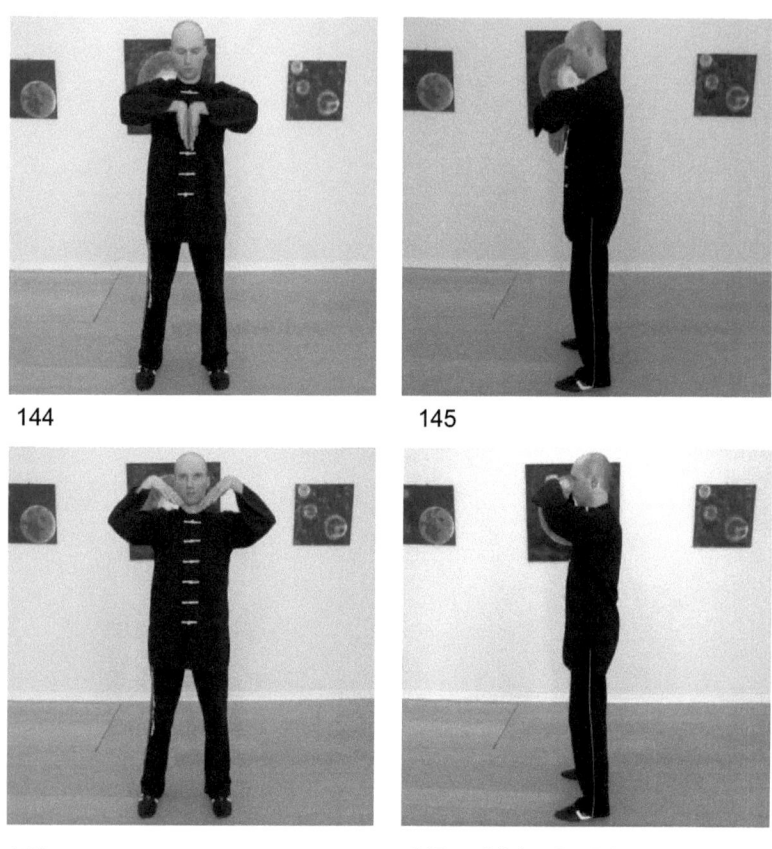

144

145

146

147 seitliche Ansicht von Bild 146

Die Hände und die Ellenbogen werden weiter bis auf Brusthöhe angehoben. Dort lösen sich die Handrücken voneinander und die Unterarme werden jeweils seitlich nach außen geklappt. Der Blick ist nun nach vorne gerichtet.

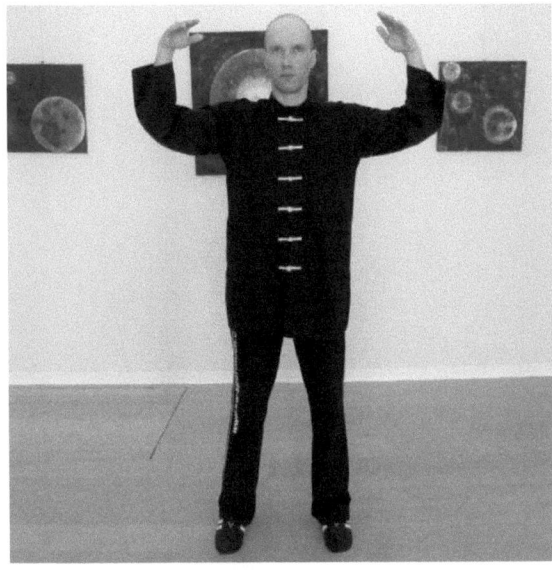

148

Die Unterarme
werden weiter
nach außen
bewegt.

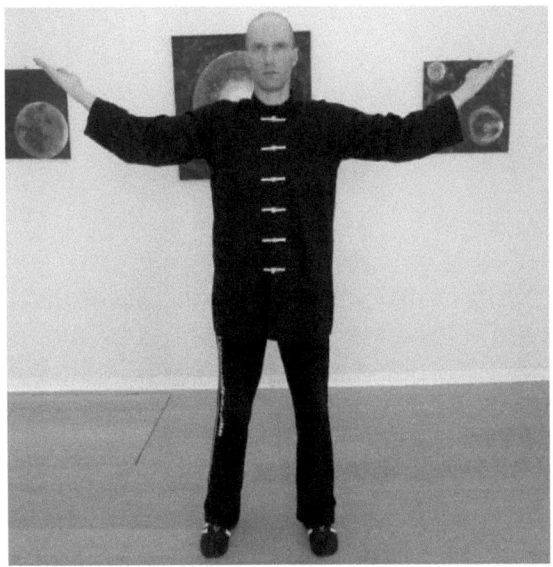

149
Die Knie sind
gestreckt, die
Oberarme be-
finden sich in
einer waage-
rechten Posi-
tion, die Hände
bilden mit den
Unterarmen
eine Linie und
zeigen dabei
mit den Finger-
spitzen jeweils
schräg nach
oben-außen.

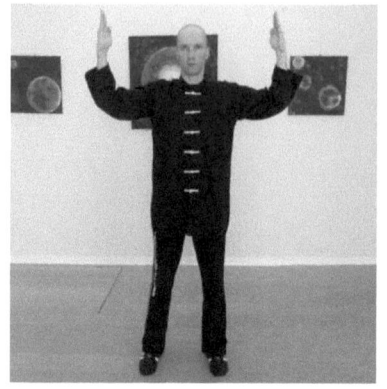

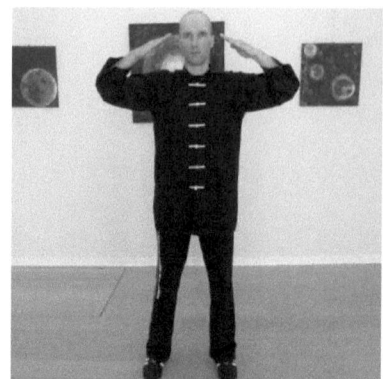

150   151

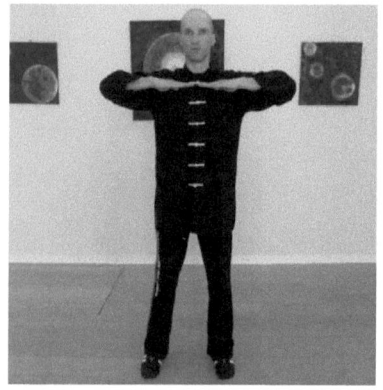

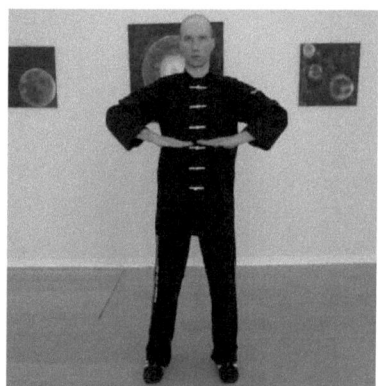

152   153

Ohne dass die Oberarme ihre Position verändern, werden die Unterarme wieder eingeklappt, bis sie in Schulterhöhe vor dem Körper mit nach unten gerichteten Handinnenflächen und aufeinander zeigenden Fingerspitzen liegen (Bilder 150 bis 152).

Dann beginnen wir die Knie zu beugen, während wir die Hände vor dem Körper herunterdrücken und unter **Ausatmung** den Laut „Xi" bilden (Bild 153).

Der Laut „Xi" wird wie die Silbe „chie" des Wortes „Hierarchie" ausgesprochen.

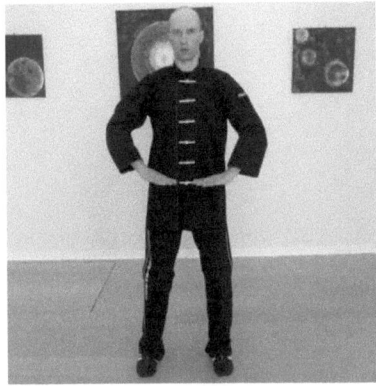

154

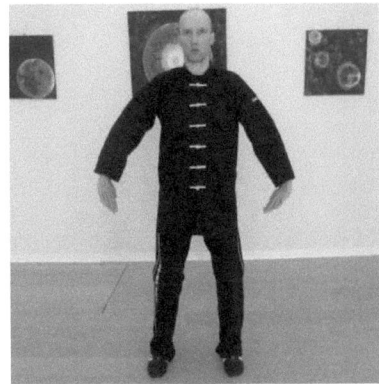

155

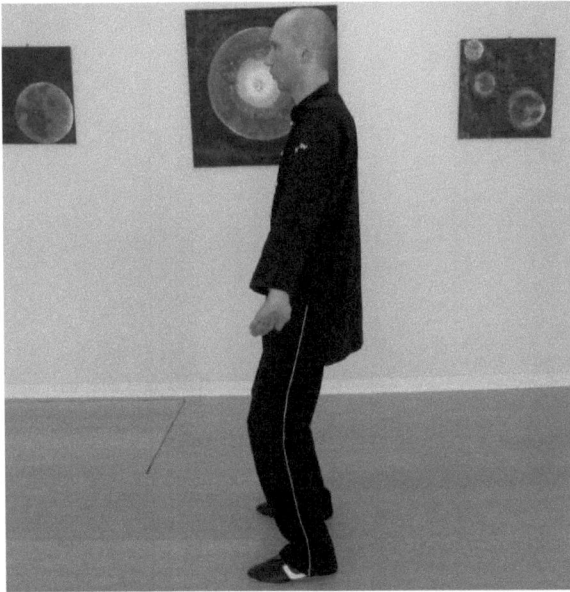

156 a. A. Bild 155
Die Hände werden bis auf Bauchnabelhöhe abgesenkt und dann mit den Innenflächen jeweils nach außen gedrückt, bis die Arme ca. 30-40° vom Körper abgewinkelt sind. Die Finger zeigen schräg zu Boden. Hier endet die Lautbildung.

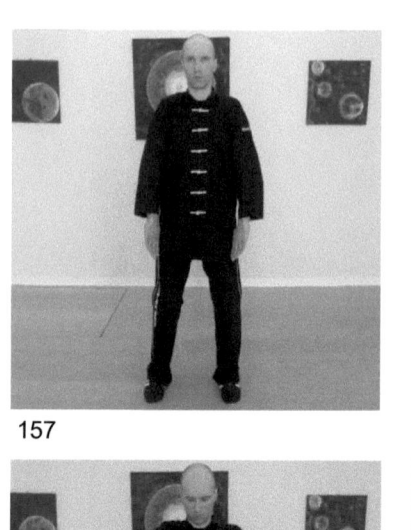

157

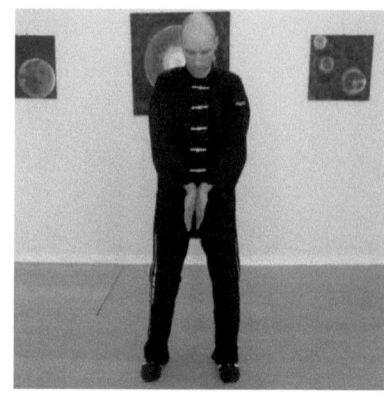

158

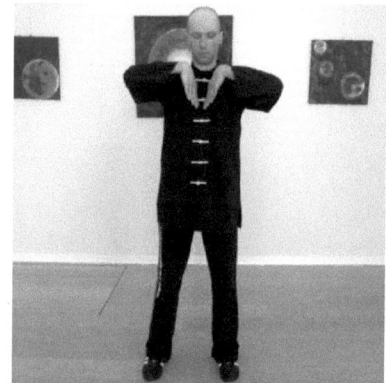

159   160

Wir führen die Handrücken bei gestreckten Ellenbogengelenken vor dem Unterleib zusammen. Dann heben wir die Hände durch Beugen der Ellenbogengelenke dicht am Körper vor der Zentrallinie an. Die Fingerspitzen zeigen die ganze Zeit weiterhin nach unten. Wir beginnen die Knie zu strecken und **atmen** bei der Aufwärtsbewegung der Arme **ein**. Der Blick ist auf die Hände gerichtet.

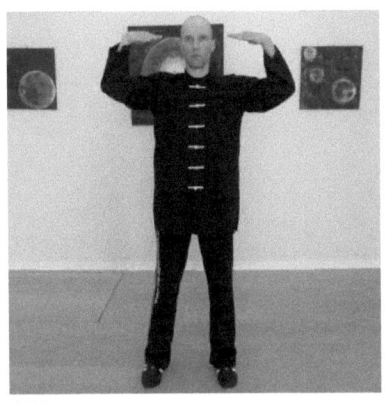 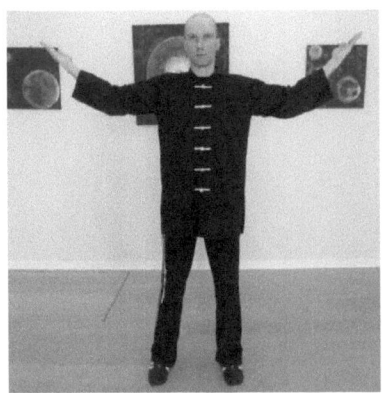

161   162

Haben die Hände und die Ellenbogen Brusthöhe erreicht, lösen sich die Handrücken voneinander und die Unterarme werden jeweils seitlich nach außen geklappt. Der Blick ist nun nach vorne gerichtet. Die Knie sind gestreckt, die Oberarme befinden sich in einer waagerechten Position, die Hände bilden mit den Unterarmen eine Linie und zeigen dabei mit den Finger-spitzen jeweils schräg nach oben-außen (Bild 162).

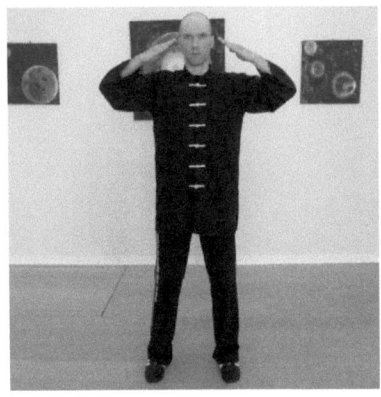

163

Ohne dass die Oberarme ihre Position verändern, werden die Unterarme wieder eingeklappt (Bild 163).

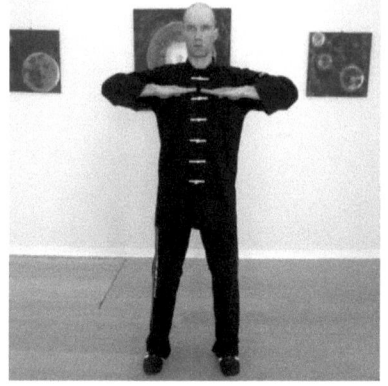

164

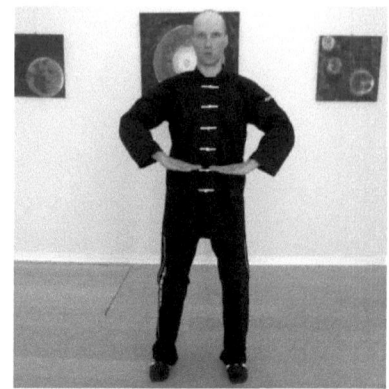

165

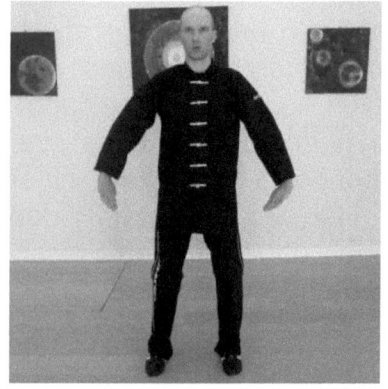

166
Haben die eingeklappten Unterarme vor dem Körper mit nach unten gerichteten Handinnenflächen und auf-einander zeigenden Finger-spitzen Schulterhöhe er-reicht (Bild 164), beginnen wir die Knie zu beugen, während wir die Hände vor dem Körper weiter herunterdrücken und **unter Ausatmung** den Laut „Xi" bilden. Die Hände werden bis auf Bauchnabelhöhe abgesenkt und dann mit den Innenflächen jeweils nach außen gedrückt, bis die Arme ca. 30-40° vom Körper abgewinkelt sind. Die Finger zeigen dann schräg zu Boden. Hier **endet** die **Ausatmung**.

Nun beginnt alles wieder bei Bild 157. Die Bildung des Lautes „Xi" erfolgt insgesamt sechs Mal.

3.8. Abschlussübung und Abschlussposition

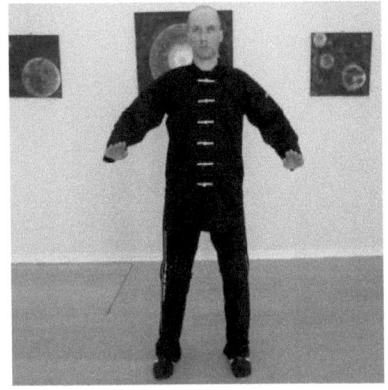

167

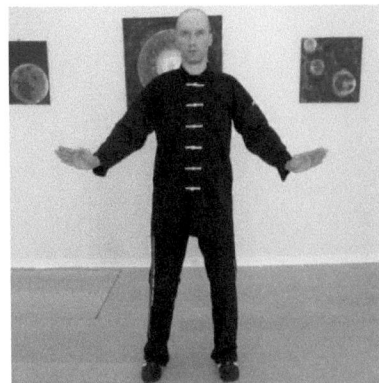

168

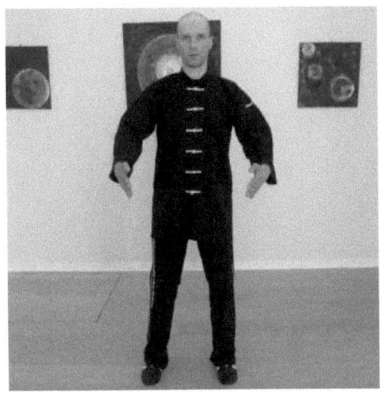

169

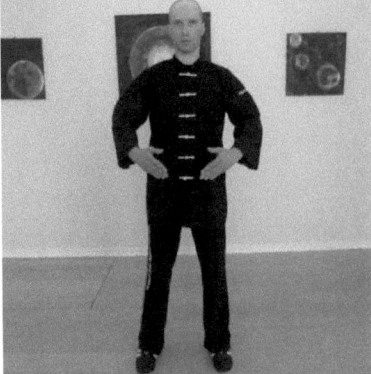

170

Beginnend aus der Position des Bildes 166 drehen wir die Hände jeweils nach außen, klappen sie dann vor den Körper mit auf uns zeigenden Innenflächen und führen sie langsam mit geöffneten „Tigermäulern" aufeinander zu, während wir langsam die Kniegelenke strecken. Der Blick ist nach vorne gerichtet und wir **atmen ein**.

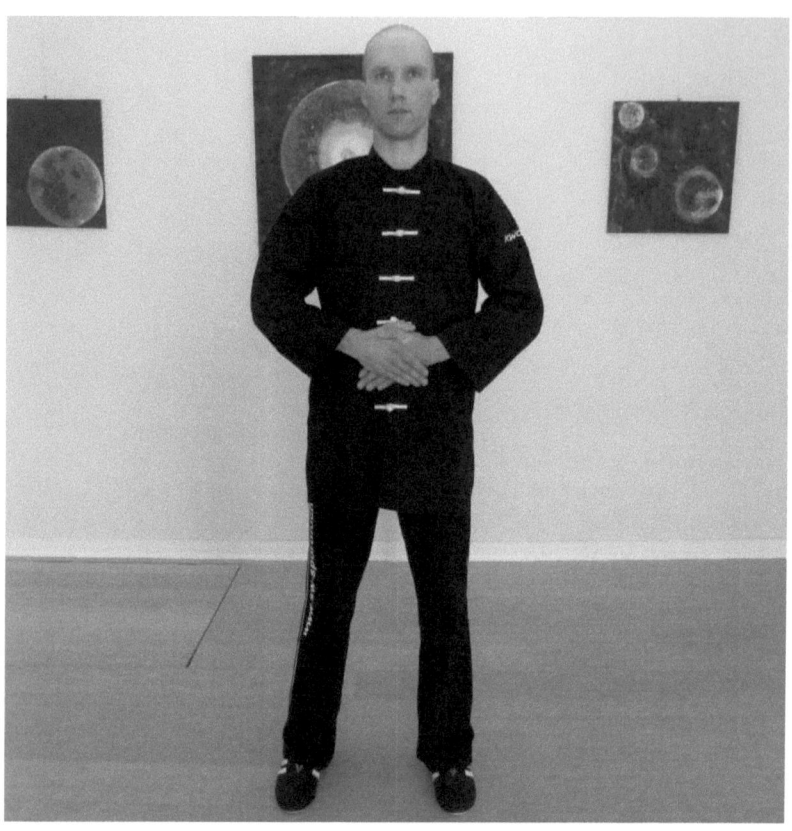

171

Die Hände werden mit den „Tigermäulern" ineinander verschränkt (gekreuzte Hände gemäß Bild 3, S. 16) und zusammen übereinander auf den Bauchnabel gelegt. Die Achseln bleiben frei und wir stellen uns vor, dass jeweils ein kleiner Vogel darin nisten würde. Die Knie sind nun gestreckt, aber werden locker gelassen.

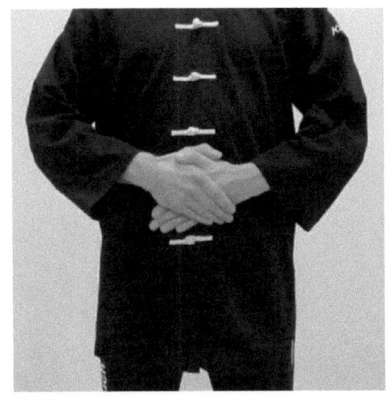
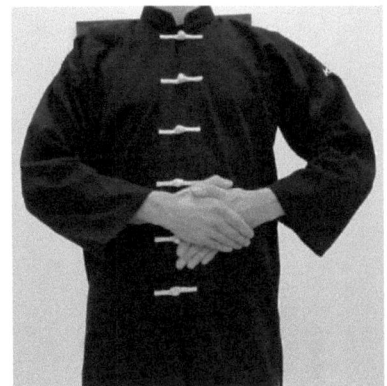

172 Nahaufnahme von Bild 171   173

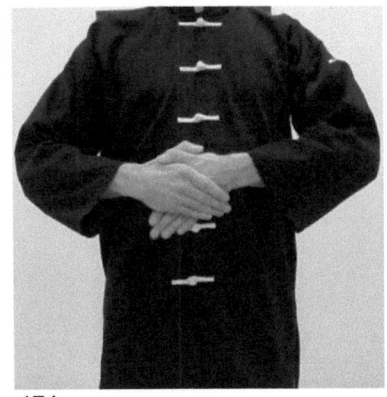
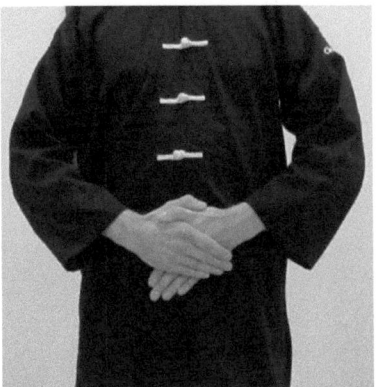

174   175

Wir kreisen sechs Mal unsere Hände unter Kontakthaltung mit unserem Körper im Uhrzeigersinn um den Bauchnabel und massieren so unser Energiezentrum, das „untere Dantian". Die übrige Körperhaltung wird nicht verändert. Die **Atmung** wird nicht vorgeschrieben sondern erfolgt **„natürlich"**.

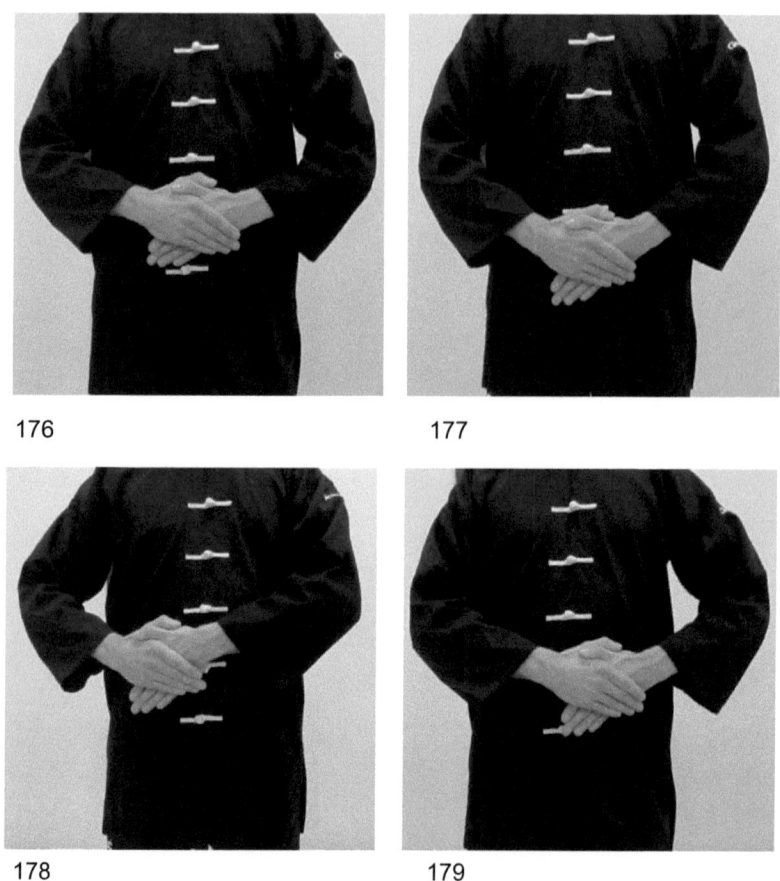

176   177

178   179

Nun kreisen die Hände sechs Mal entgegen dem Uhrzeigersinn um den Bauchnabel. Der Körper soll sich entspannen und die Konzentration liegt auf den kreisenden Bewegungen und dem unteren Dantian, in dem wir unser Qi sammeln und speichern.

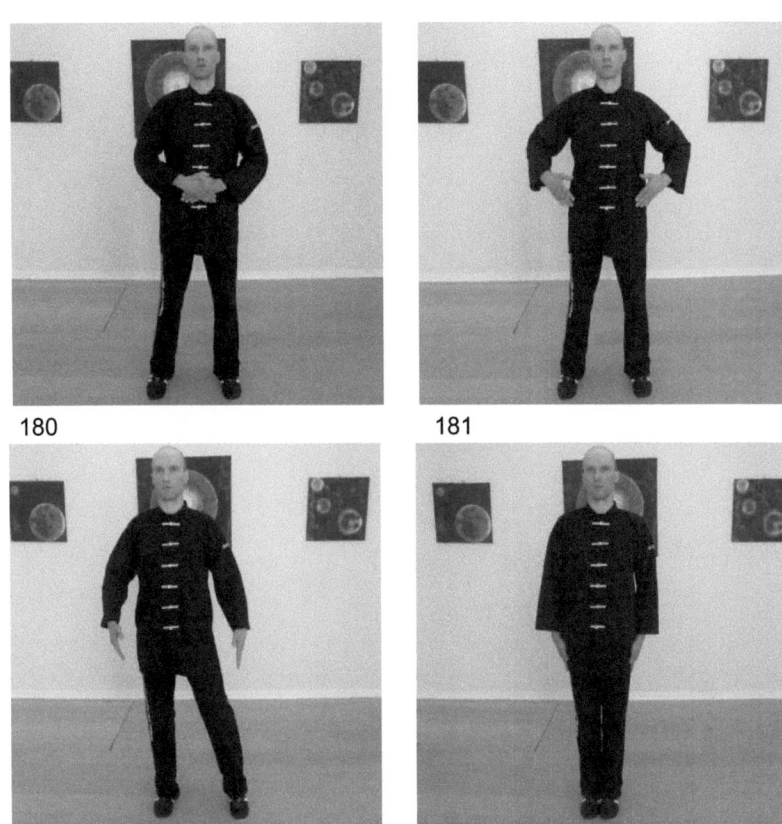

180   181

182   183

Die Hände lösen sich aus ihrer Verschränkung und werden rechts und links an die Körperseiten gebracht, während wir unser Gewicht auf das rechte Bein verlagern. Der linke, entlastete Fuß rollt von der Ferse beginnend auf den Ballen hoch, wird angehoben und dicht neben das rechte Standbein gesetzt. Wir befinden uns sodann wieder in der Ausgangsstellung (gemäß Bild 6, Seite 17).

4. <u>Buchempfehlungen</u>

„Die 8 Brokate by Stefan Wahle"

von
Stefan Wahle

ISBN 978-3-8391-9804-9

zu beziehen über den Buchhandel oder **www.amazon.de**

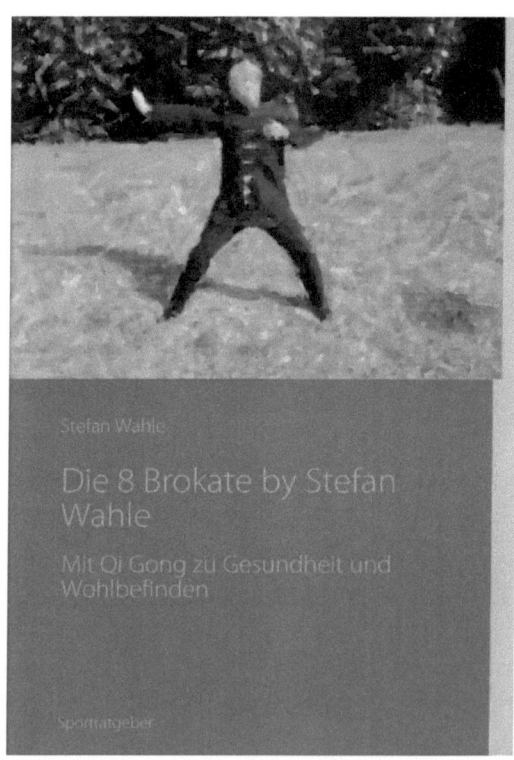

Die 8 Brokate werden mit über 150 Farbfotos auf Spezialfotopapier im Detail dargestellt. Jeder kleine Zwischenschritt dieser beliebten Qigong-Form ist erkennbar und auch für Anfänger nachvollziehbar. Ergänzt wird das Ganze durch ausführlich erklärende Texte. Der Autor ist Mitglied im Taijiquan & Qigong Netzwerk Deutschland e.V..

Paperback, 76 Seiten, über 150 Farb-Fotos

Verlag BoD Norderstedt

Preis: 16,99 EUR

„Die 24er Pekingform Taijiquan by Stefan Wahle"

- Meditation in Bewegung -

ISBN 978-3-8423-8185-8

zu beziehen über den Buchhandel oder über
www.amazon.de

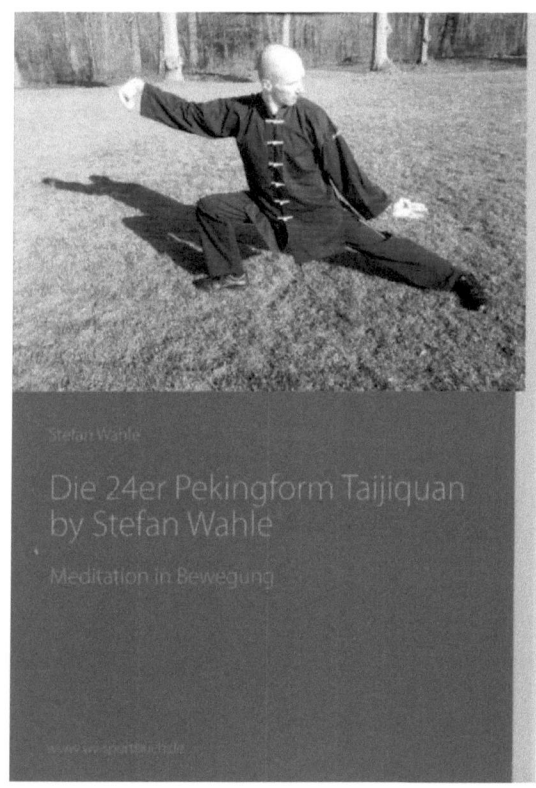

Die 24er Pekingform Taijiquan im Yang-Stil wird mit über 200 Fotos im Detail dargestellt. Jeder kleine Zwischenschritt dieser beliebten Taiji-Form ist erkennbar und auch für Anfänger nachvollziehbar. Ergänzt wird das Ganze durch ausführlich erklärende Texte. Die Pekingform ist ideal, um einen ersten Einstieg ins Taiji sowie Harmonie von Körper, Geist und Seele zu finden. Der Autor ist Mitglied im Taijiquan & Qigong Netzwerk Deutschland e.V..

Paperback, 116 Seiten, über 200 Fotos

Verlag BoD Norderstedt

„Das Spiel der 5 Tiere Qi Gong by Stefan Wahle"

ISBN 978-3-8423-8191-9

zu beziehen über den Buchhandel oder über
www.amazon.de

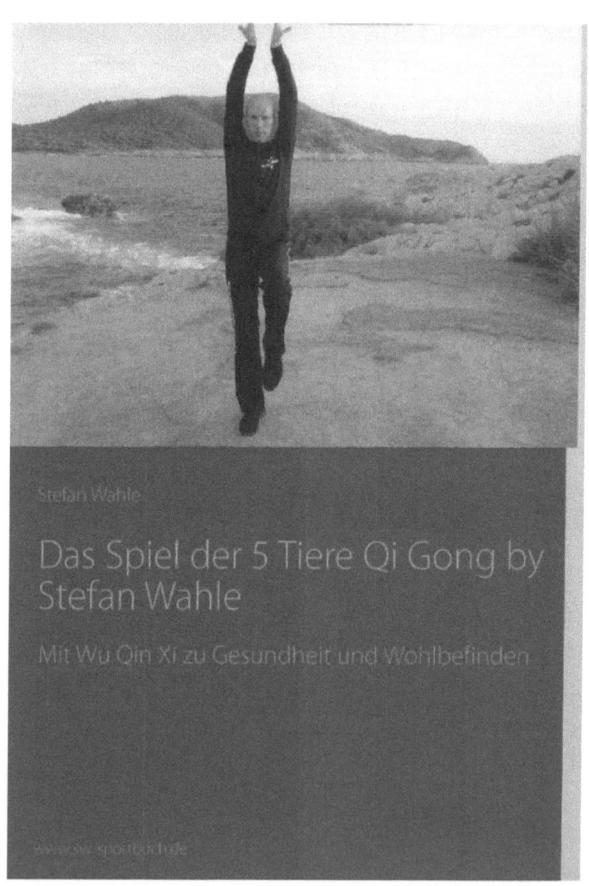

Das Spiel der 5 Tiere wird mit über 300 Fotos im Detail dargestellt. Jeder kleine Zwischenschritt dieser beliebten Qigong-Form ist erkennbar und auch für Anfänger nachvollziehbar. Ergänzt wird das Ganze durch ausführlich erklärende Texte. Dieses Buch ist ein offizielles Lehrbuch der Sawah® Qigong und Taijiquan Gesellschaft. Der Autor ist Mitglied im Taijiquan & Qigong Netzwerk Deutschland e.V..

Paperback, 124 Seiten, über 300 Fotos

Verlag BoD Norderstedt

„Konzept zur Durchführung eines krankenkassengeförderten Präventionskurses"

- Ein Trainerleitfaden -

ISBN 978-3-7347-4756-4

zu beziehen über den Buchhandel oder über
www.amazon.de

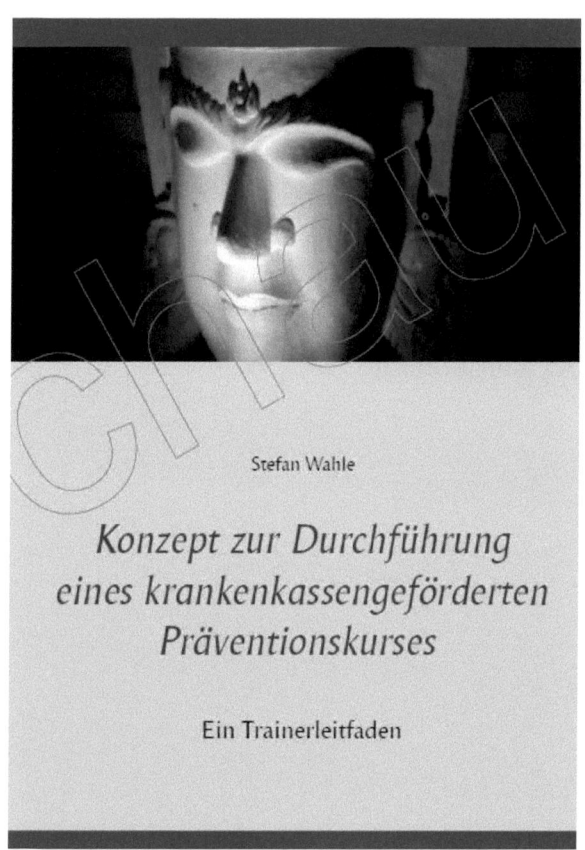

Dieses Kurskonzept wurde ursprünglich für die BSA-Akademie für die Entspannungstrainer-ausbildung entwickelt und findet nun bei der Sawah® Qigong und Taijiquan Gesellschaft Anwendung. Es wurde ein krankenkassengeförderter, acht-wöchiger Gesundheitskurs entwickelt, in dem beispielhaft eine Qigong-Form vermittelt werden soll. Das Konzept ist auch auf Yoga, Taijiquan oder progressive Relaxation übertragbar und beinhaltet alle konzeptionellen Voraussetzungen für eine Krankenkassenanerkennung als Präventionsangebot.

Der Autor ist Mitglied im Taijiquan & Qigong Netzwerk Deutschland e.V..

Paperback, 60 Seiten, viele Fotos

Verlag BoD Norderstedt

Preis: 6,99 EUR inkl. Umsatzsteuer

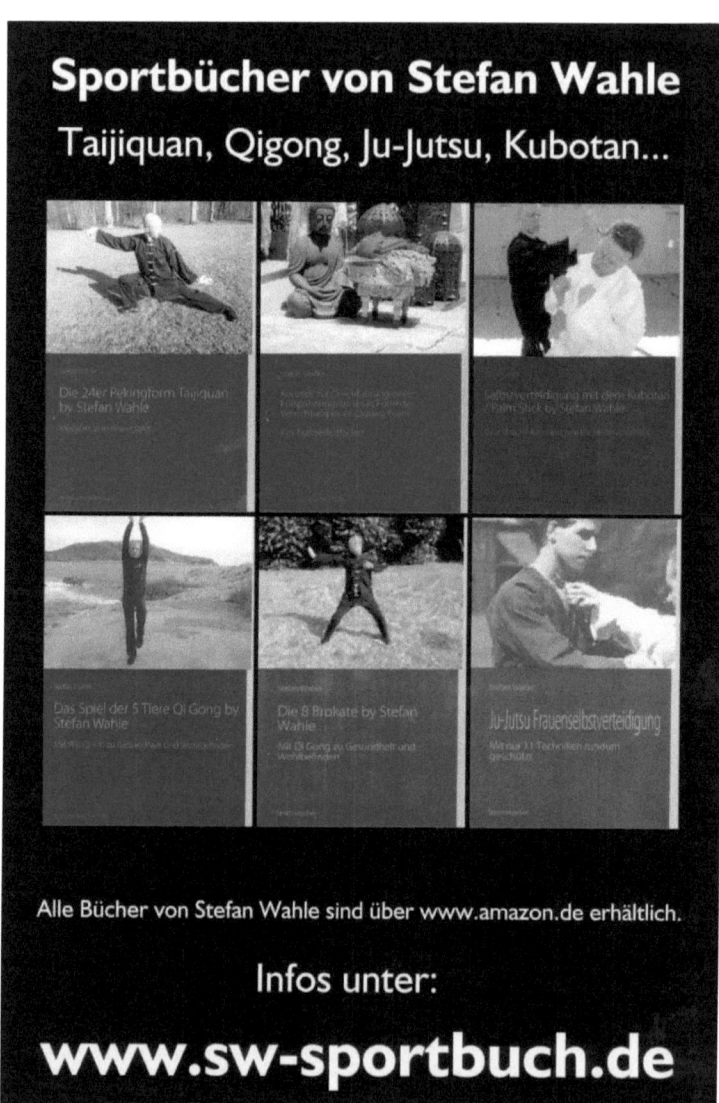

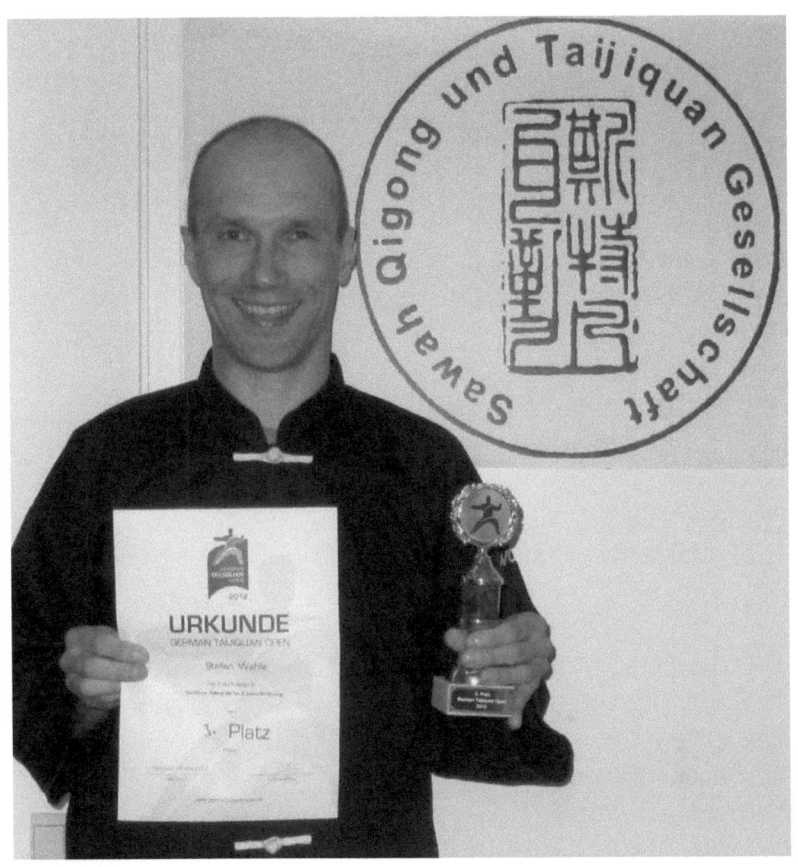

3. Platz bei den German Taijiquan Open 2012 in Hannover.
Die GTO 2012 waren die ersten offiziellen Meisterschaften für Taijiquan in Deutschland, getragen von folgenden Verbänden und Organisationen:
- Taijiquan und Qigong Netzwerk Deutschland,
- Chen Stil Taijiquan Netzwerk Deutschland,
- Taiji Europa und
- Wu Wei Hamburg.

5.   Über den Autor

Trainerqualifikationen und Graduierungen
- Entspannungstrainer, Note 1
- Trainer für Sportrehabilitation, Note 1
- Fitnesstrainer B-Lizenz, Note 1
- Lehrer für Qigong, zertifiziert durch TQN + DDQT
- Lehrbefähigungsnachweis Ju-Jutsu, 1990
- Prüferlizenz Ju-Jutsu von verschiedenen Verbänden, erstmals 1992
- 6. Dan Ju-Jutsu, Lehrer für Ju-Jutsu
- Krav Maga Instructor verschiedener Verbände

Wettkampferfolge
- 1. Platz Hamburger Meisterschaft Ju-Jutsu-Formenwettkampf 1992
- 3. Platz Hamburger Meisterschaft Ju-Jutsu Kampf 1995
- 3. Platz Hamburger Meisterschaft Ju-Jutsu Kampf 1994
- 4. Platz Internationale Deutsche Meisterschaften moderne Kata 1997
- 4. Platz Deutsche Meisterschaft Ju-Jutsu-Formenwettkampf 1992
- 5. Platz Hamburger Meisterschaft Ju-Jutsu Kampf 1996
- 1. Platz zweiter „happy run" 5 Km Nordic-Walking in Wahlstedt 2010
- 3. Platz German Taijiquan Open 2012 in Hannover
- 4. Platz Wu Wei Cup Hamburg 2012
- 1. Platz Sparkassen-Ostseelauf Timmendorfer Strand Nordic-Walking 5 Km 2013
- 1. Platz Stadtwerkelauf Tornesch 5Km NW 2013 - 2015
- 1. Platz Möllner City-Lauf 9,4 Km NW 2014 + 2015
- 1. Platz Jesteb. Volkslauf Walking 10,5 Km 2014 + 2015

Veröffentlichungen
- diverse Sammelbände 2014
- Rückenqigong 2014
- Kurskonzept Frauenselbstverteidigung 2014
- Der fliegende Kranich Qigong in 5 Bänden 2013
- Buch „Die 6 heilenden Laute" 2013
- Buch „Das muskel- und sehnenstärkende Qigong" 2012
- Buch „Sawah Kung Fu Grundtechniken" 2012
- Buch „ Das muskel- und sehnenstärkende Qigong..."
- Buch „Shaolin Qin Na Sawah Kuen" 2012
- Buch „Taijiquan für Einsteiger..." 2012
- Buch „Krav Maga - Grundtechniken..." 2012
- Buch „Das Spiel der 5 Tiere Qi Gong ..." 2011
- Buch „Die 8 Brokate by Stefan Wahle" 2010
- Buch „Ju-Jutsu Frauenselbstverteidigung" 2010
- Buch „Optimiertes Krafttraining mit der ILB-Methode"
  2009
- Buch „Ju-Jutsu Straßenkampftechniken" überarbeitete
  Neuauflage 2009
- Artikel „Optimiertes Krafttraining mit der ILB-Methode" in
  der Zeitschrift „shape up Trainer´s only", Heft Nr. 5
  2009
- Buchveröffentlichung „Realistische
  Frauenselbstverteidigung" 1994/95
- Buchveröffentlichung „Ju-Jutsu Straßenkampftechniken"
  1993

Auszeichnungen
- Budoka Award der Martial Arts Association 2013
- Ehrenkreuz der Martial Arts Association (MAA) 2012
- Hall of Fame + Dragon Medal der MAA 2011
- Verleihung der Ehrenmedaille durch den American

Ju-Jutsu Landesverband Hamburg e.V.
für den Aufbau der Akademie für
Frauenselbstverteidigung 1997

Besondere Lehrgänge
- Lehrgang bei Dan Inosanto in Speyer 1996

Tätigkeiten

seit 2008	Fernstudium Fitness an der BSA Akademie anerkannt durch den DSSV e.V.
seit 2001	freiberuflicher Trainer
1993 bis 2001	Landestrainer beim American Ju-Jutsu Landesverband Hamburg e.V.

Mitglied in den Verbänden (Stand 12/2015)
- Taijiquan & Qigong Netzwerk Deutschland e.V.
- Chinesisch-Deutscher Kampfkunstverein e.V.
- Martial Arts Association - Int.
- Deutsche Budo Organisation e.V.
- Krav Maga Sawah Organisation Deutschland
- World Krav Maga Association
- Zertifizierung durch das Deutsche Trainerregister
- Deutsches Dan-Kollegium e.V. - DDK
- Deutsche Kampfkunst Föderation e.V.
- Sawah Qigong und Taijiquan Gesellschaft
- American Ju-Jutsu Landesverband Hamburg von 1993
- F.T.U. Freie Taekwondo Union

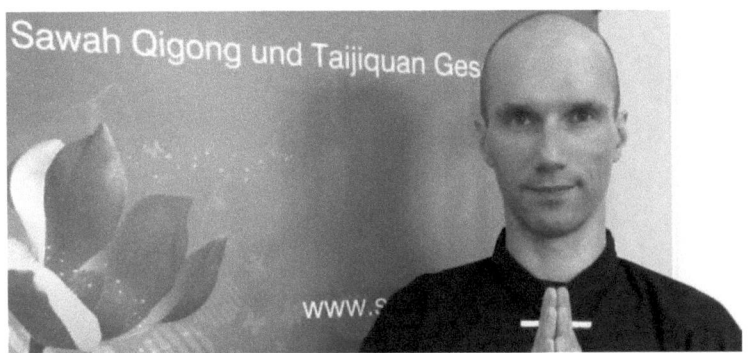

Man kann mich als Personal Trainer für folgende Bereiche buchen:

- Muskelaufbautraining mit Geräten,
- Cardio-Training,
- Boxtraining,
- Nordic-Walking,
- Selbstverteidigung,
- Qigong, Taijiquan,
- gemeinsame Entwicklung von Trainingsplänen mit erreichbaren Zielen.

Kontakt:

Stefan Wahle

E-Mail: info@sw-sportbuch.de

Internet: www.sw-sportbuch.de

Fan-Page von Stefan Wahle bei Facebook.com: http://www.facebook.com/Stefan.Wahle.Autor

6. Vorstellung der Gesellschaft

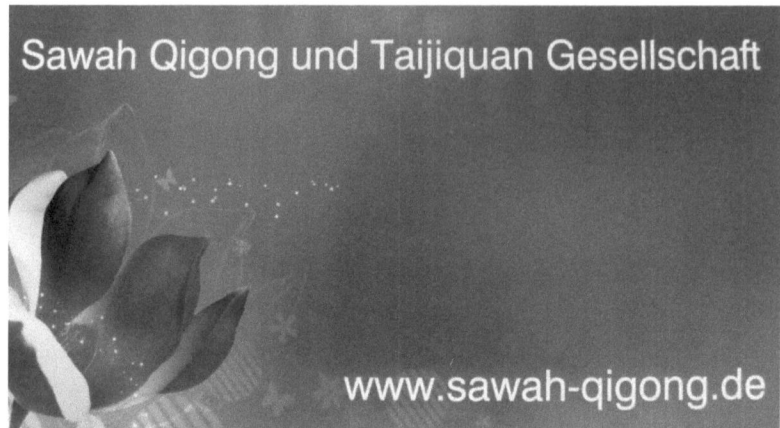

Die **Sawah® Qigong und Taijiquan Gesellschaft** ist der Fachverband für

- Qigong,

- Taijiquan und

- Kung Fu

im **Sawah® Stil** und betreibt in diesen Bereichen Lehre und Forschung.

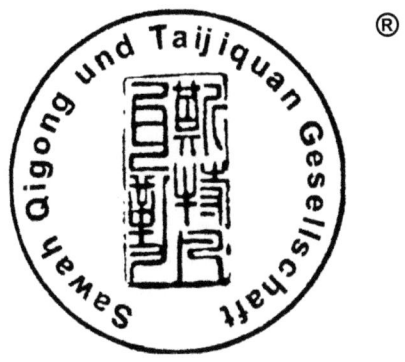

®

Internet: www.sawah-qigong.de

E-Mail: info@sawah-qigong.de

Die Gesellschaft hat eine Gruppe bei Xing:
Qigong & Taijiquan Deutschland
http://www.xing.com/net/sawah

Gruppen bei Facebook:
Qigong Deutschland
Taijiquan Deutschland

Seite bei Facebook:
Sawah Qigong und Taijiquan Gesellschaft

Gruppen bei linkedin.com:
Qigong Deutschland
Tai Chi Chuan Deutschland

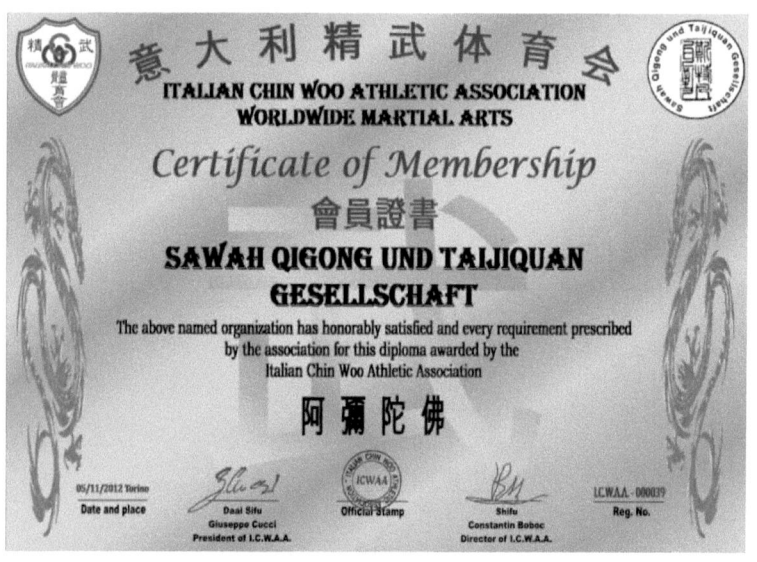

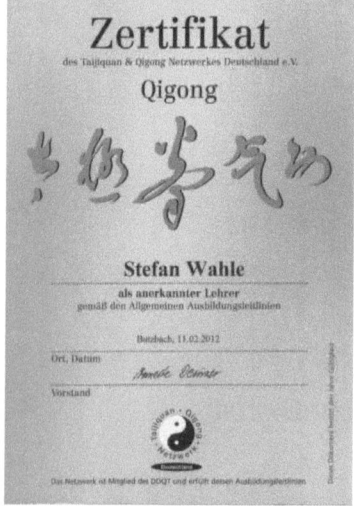

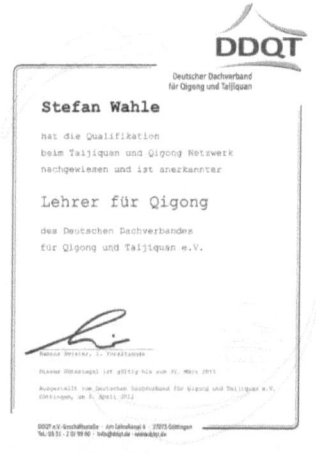

www.facebook.com/SawahQigong

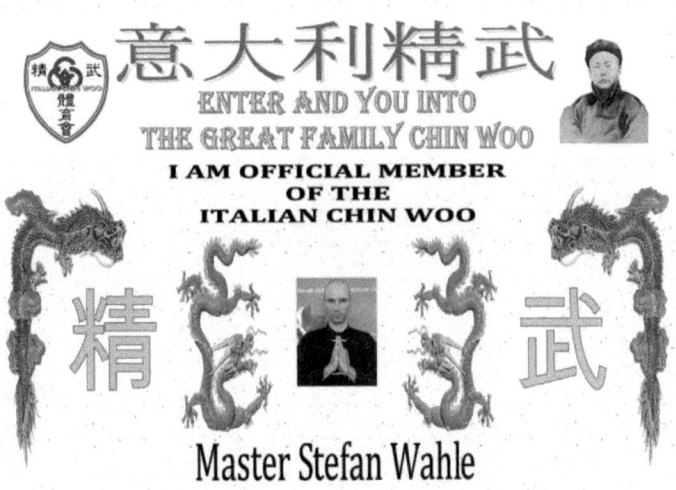

意大利精武

ENTER AND YOU INTO
THE GREAT FAMILY CHIN WOO

I AM OFFICIAL MEMBER
OF THE
ITALIAN CHIN WOO

精 武

Master Stefan Wahle

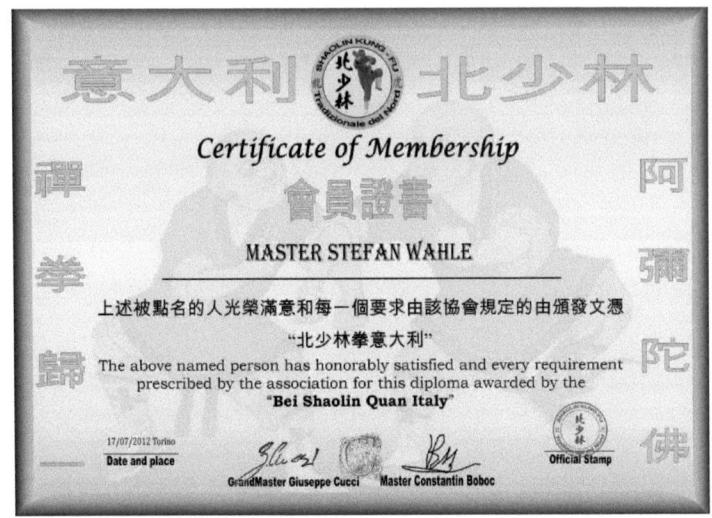

意大利 北少林

禪拳歸

阿彌陀佛

Certificate of Membership

會員證書

MASTER STEFAN WAHLE

上述被點名的人光榮滿意和每一個要求由該協會規定的由頒發文憑

"北少林拳意大利"

The above named person has honorably satisfied and every requirement
prescribed by the association for this diploma awarded by the
"Bei Shaolin Quan Italy"

17/07/2012 Torino
Date and place

GrandMaster Giuseppe Cucci   Master Constantin Boboc

Official Stamp

7. Kurzüberblick über die Übungen
7.1. 1. Übung „Xu"

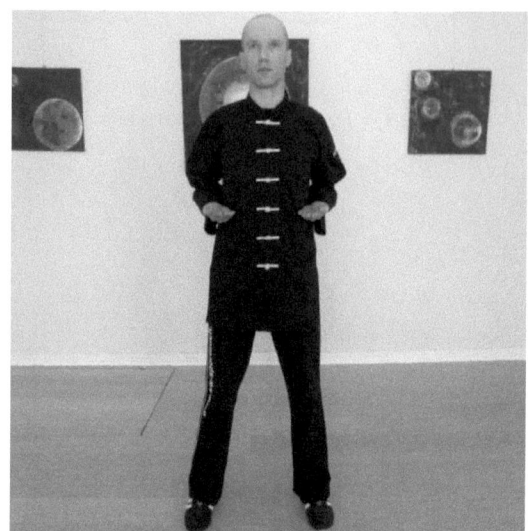

184

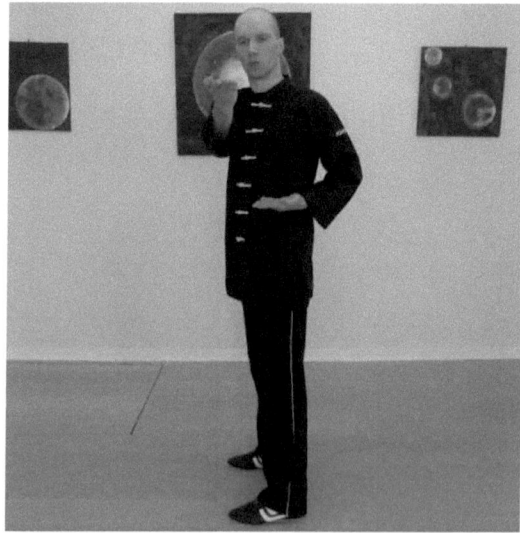

185

7.2.   2. Übung „He"

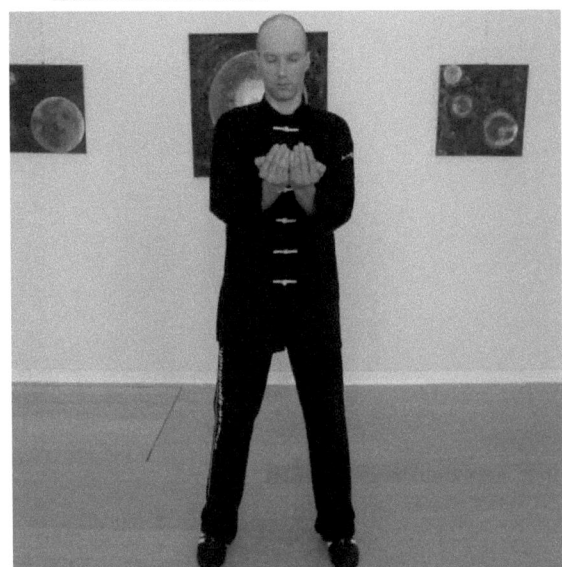

186

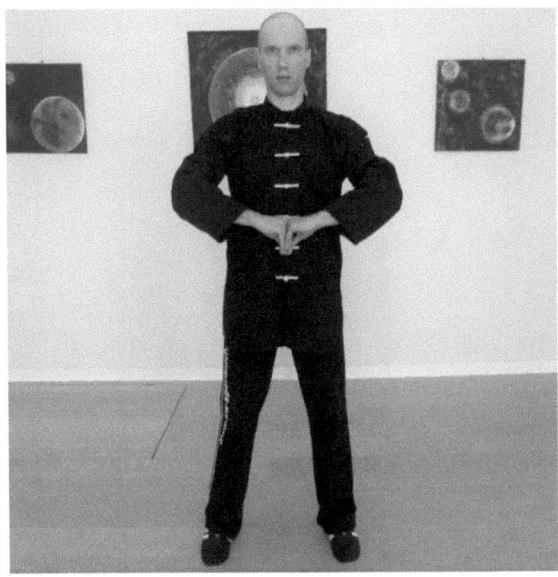

187

7.3.   3. Übung „Hu"

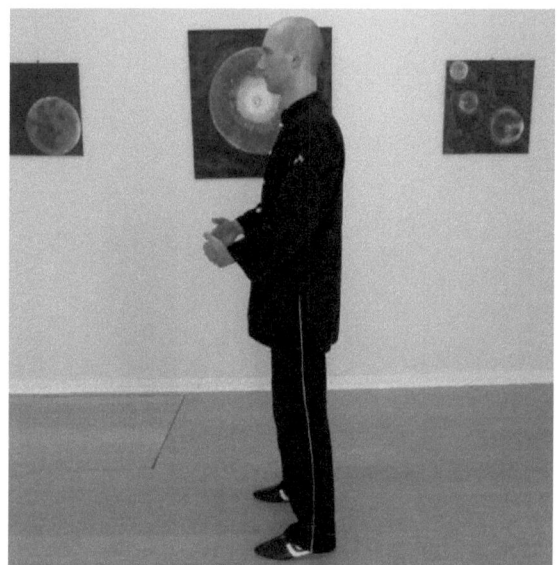

188

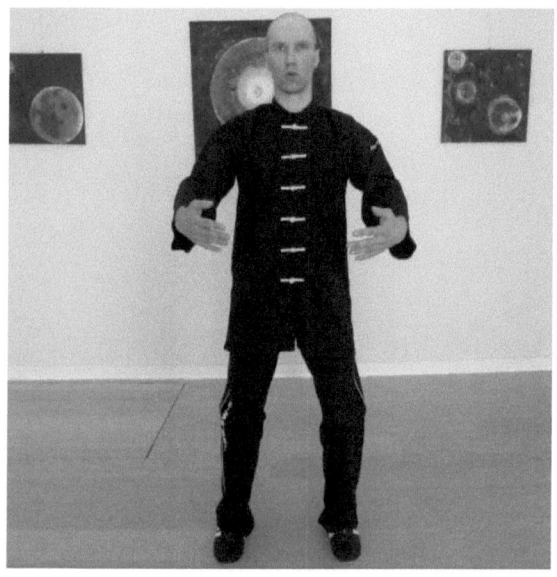

189

7.4.   4. Übung „Si"

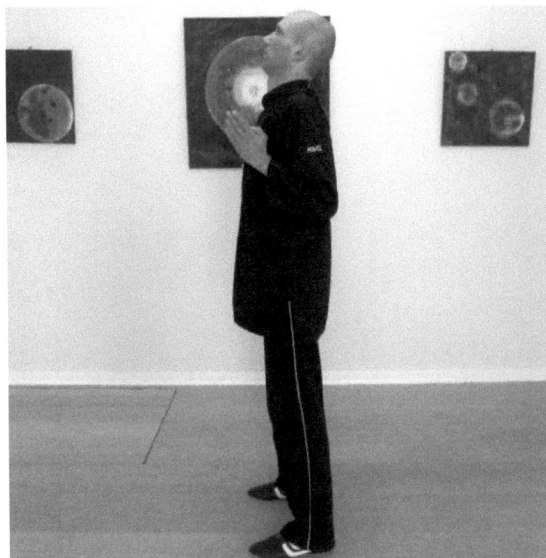

190

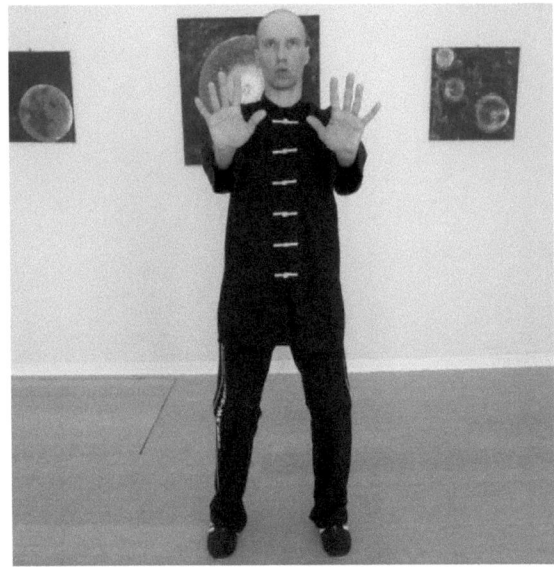

191

7.5.   5. Übung „Chui"

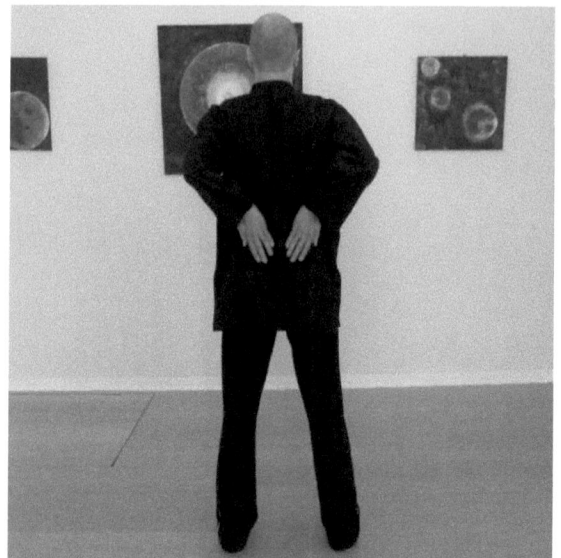

192

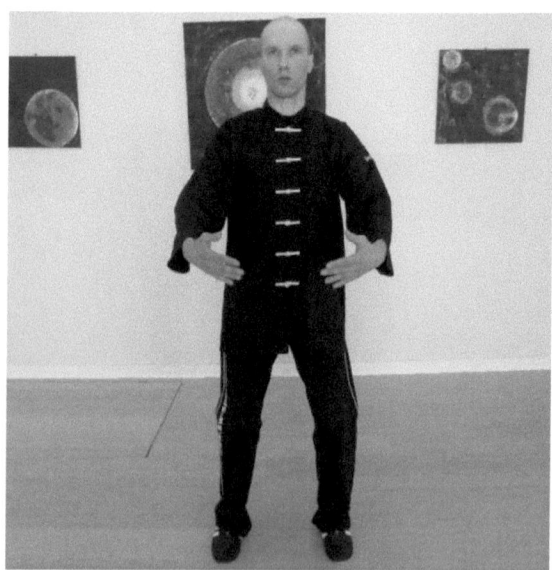

193

7.6.   6. Übung „Xi"

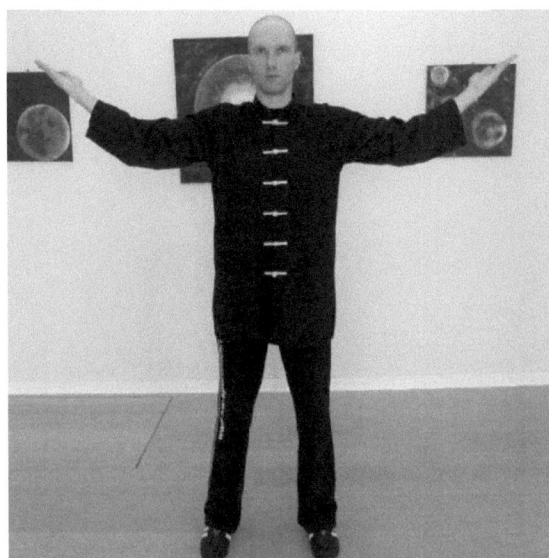

194

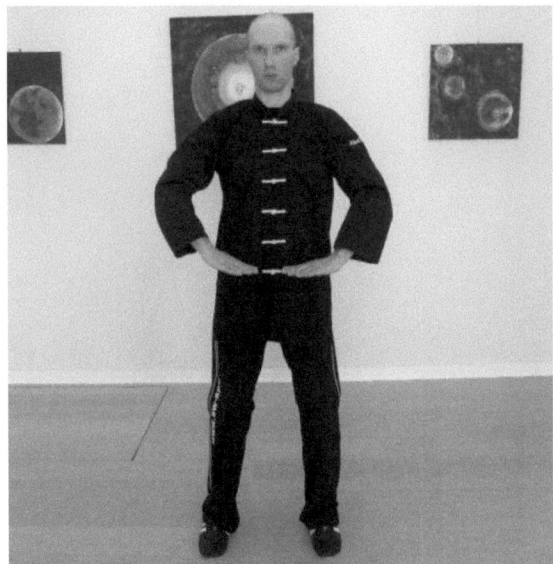

195

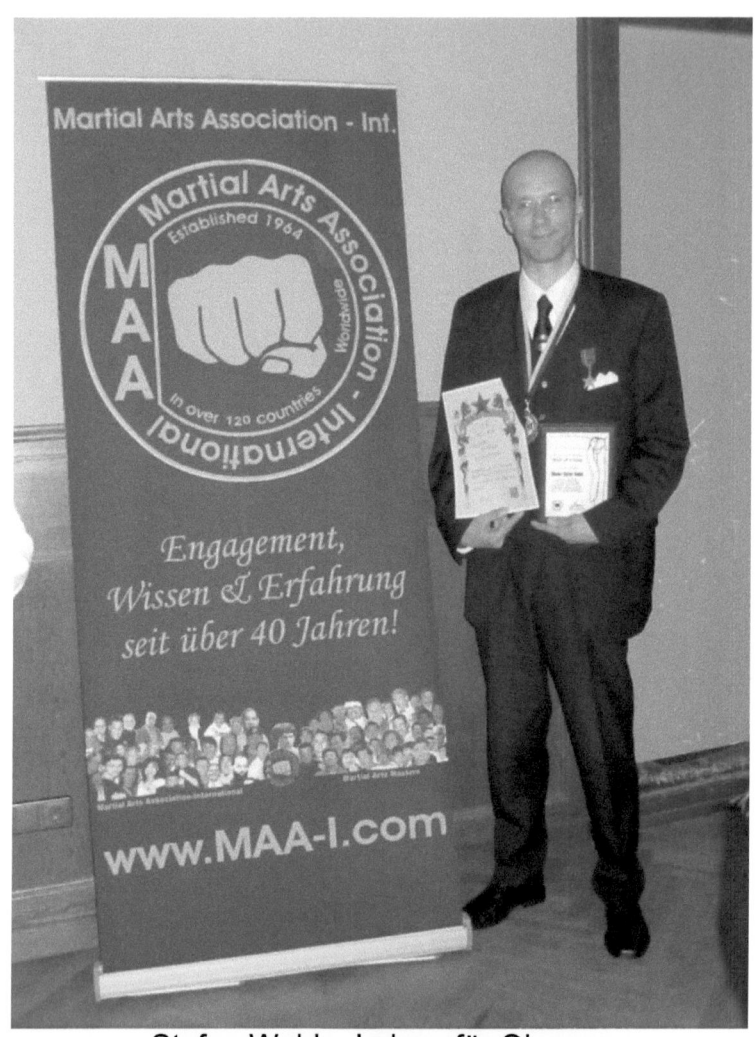

Stefan Wahle, Lehrer für Qigong

www.sw-sportbuch.de